消化性溃疡
科学调养宜与忌

XIAOHUAXINGKUIYANG

KEXUETIAOYANG YIYUJI

主　编　雷正权

编　者　高　桃　李文瑶　王晶晶
　　　　张晶晶　黄伟智　郑佩峰
　　　　李伟伟　辛　婕　陶晓雯

U0312120

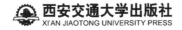

西安交通大学出版社
XI'AN JIAOTONG UNIVERSITY PRESS

图书在版编目（CIP）数据

消化性溃疡科学调养宜与忌／雷正权主编．—西安：西安交通
大学出版社，2016.6
ISBN 978-7-5605-8602-1

Ⅰ.①消…　Ⅱ.①雷…　Ⅲ.①消化性溃疡—食物疗法　②消化
性溃疡—防治　Ⅳ.①R247.1②R573.1

中国版本图书馆 CIP 数据核字（2016）第 132378 号

书　　　名	消化性溃疡科学调养宜与忌	
主　　　编	雷正权	
责 任 编 辑	宋伟丽　杜玄静	
出 版 发 行	西安交通大学出版社	
	（西安市兴庆南路 10 号　邮政编码 710049）	
网　　　址	http://www.xjtupress.com	
电　　　话	（029）82668357　82667874（发行中心）	
	（029）82668315（总编办）	
传　　　真	（029）82668280	
印　　　刷	陕西时代支点印务有限公司	
开　　　本	787mm×1092mm 1/32　印张 5　字数 86 千字	
版 次 印 次	2016 年 7 月第 1 版　　2016 年 7 月第 1 次印刷	
书　　　号	ISBN 978-7-5605-8602-1/R·1247	
定　　　价	15.00 元	

读者购书、书店添货、如发现印装质量问题，请与本社发行中心
联系、调换。
订购热线：（029）82665248　（029）82665249
投稿热线：（029）82668803　（029）82668804
读者信箱：med_xjup@163.com

版权所有　侵权必究

自序

　　三十多年以前，我刚参加工作不久，就遇到了一位极度虚弱、全身发凉、奄奄一息的患者，可没想到我的老师竟用一碗人参汤使这位濒于死亡的人起死回生。初入医门的我心中着实欢喜了好长时间。但是药物是不能随便使用的！即使补益类药物也不例外。有这样一个病例：一位高血压病患者，平时血压就高，在一次过量饮用自制的人参酒后，不仅鼻出血不止，而且引发了脑出血。

　　药物可"治病"，也可"致病"。日常吃的食物也有同样的问题。如猪肝是一种很好的补益类食物，孕妇适量食用，有益健康，但如果过量食用，则有可能引起维生素A中毒，轻则影响妇婴健康，重则可致胎儿唇裂及器官缺陷。关于食物"治病""致病"的同类事例还有许多。可见，好的食物用在适宜的时候，对人的健康能起到意想不到的作用，而再好的东西用得不合时宜，也可能就是毒药！

　　随着时间的推移，我愈发感觉到编写一套适合不同人群与各种疾病宜忌小丛书的必要性。于是在工作之余，我留心观察，广泛收集资料，希望尽快把自己的所知与体会传播给热爱生活、急需恢复健康的人们。在此基础上，我对图书市场上相关的图书也做了系统调研，最终为这套丛书确定了四个准则：一是通俗，二是易懂，三是实用，四是价廉，使这套小丛书成为名副其实的"大众健康小百科"。套用前人的名言，就是"山不在高，有仙则灵，书不在深，有用则行"。丛书初稿完成后，又经相关专家进行审订，几经批删，终于可与广大读者见面，心中不禁颇感欣慰。

没有悉心呵护，哪来健康和幸福？没有宜忌的约束，哪里会有生命生机的重现？这套书综合特定人群及其家人对健康知识的基本需求，包括了常见疾病的饮食、起居、运动、娱乐、自疗、就医等各个方面的宜忌，以及不同人群在心理、日常生活方面的康复宜忌等，分别成册，自成一体。衷心期盼通过书中健康宜忌的讲述，能够引导广大读者遵循生命规律，提高生活质量，有疾者尽快恢复，无疾者健康快乐！

作　者

2016-4-30 于古城西安

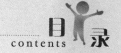

第一篇

认识消化性溃疡

第二篇

消化性溃疡患者饮食宜忌

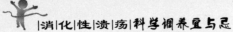

第三篇

消化性溃疡患者营养素补充宜忌

第四篇

消化性溃疡患者运动宜忌

第五篇

消化性溃疡患者生活宜忌

第六篇

消化性溃疡患者自疗宜忌

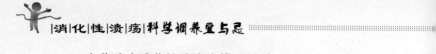
　　本书所列的食物民间验方、药物使用方法，不能代替医生诊治。

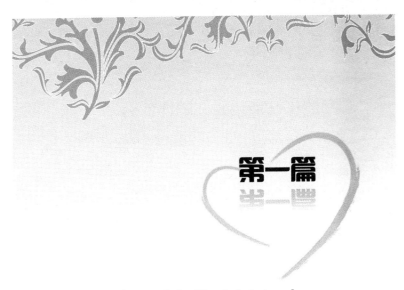

第一篇

认识消化性溃疡

消化性溃疡是一种什么病

消化性溃疡是一种常见病、多发病，因食管下段、胃肠壁溃疡的形成和发展与胃液中胃酸和胃蛋白酶的消化作用有关，故而命名。临床资料统计显示，约90%的患者溃疡发生于胃和十二指肠部位，又以十二指肠最多见。溃疡发生在胃的叫胃溃疡，发生在十二指肠球部的叫十二指肠溃疡。胃溃疡与十二指肠溃疡可以同时发病，也可以单独发病。需要指出的是，两者在病因、发病机制、临床表现和治疗方面既有相似之处，又有若干不同，在诊断与治疗过程中须鉴别之。

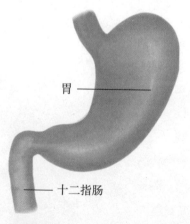

胃 ———

——— 十二指肠

消化性溃疡危害人体健康

消化性溃疡是一种严重危害人体健康的常见消化道疾病。本病在人群中发病率很高。据统计，每5个男性和每10个女性中，可有1人在一生中曾患过本病。发病者男性疾病率高于女性，男女之比约3.8～8.5:1；本病可发生于任何年龄，但以20～50岁者多见，约占80%；随着人口平均年龄的增长，老年患者的比例有所增加。若治疗及时，溃疡可以愈合；治疗不及时，有发生大出血、穿孔以及发生癌变的可能性。文献报告十二指肠溃疡3个月的复发率为35%～40%，1年的复发率为50%～90%；胃溃疡1年的复发率为45%～85%。因此科学的自我疗养对于消化性溃疡的康复有极为重要的作用。

你为何是消化性溃疡患者

胃与十二指肠溃疡的病因和发病机制比较复杂，关于其病因的学说也很多，迄今为止仍未明确。但许多人认为溃疡的形成机制不外乎两种：损害因素的增强与保护因素的削弱。损害因素主要是不良的习惯、心理状态以及异常的生物学因素；保护因素主要是胃、十二指肠黏膜及其分泌的黏液。那么生活中使你与消化性溃疡结缘的不良因素有哪些呢？医学专家说消化性溃疡的发生，与下列所述关系密切。

消化性溃疡与饮食有关

俗话说："民以食为天。"消化性溃疡可以说是典型的与饮食有关的疾病。目前医学界普遍认为饮食因素是导致胃与十二指肠溃疡的一个很重要的方面。现代医学认为，长期进食不规律、食物粗硬或辛辣酗酒等刺激除可造成胃黏膜损害外，有的还可刺激胃酸分泌增多，因而可成为促使溃疡形成的局部因素。中医也认为饥饱失常或暴饮暴食，损伤脾胃，脾不运化，胃气不降，气机阻滞，容易诱发消化性溃疡。

消化性溃疡与不良情绪有关

不良情绪能促进消化性溃疡的形成。有资料显示，80%的溃疡患者有情绪压抑的病史，严重的精神创伤，特别在毫无思想准备的情况下，遇到重大生活事件和社会的重大改变，如失业、丧偶、失子、离异、自然灾害等。持久的不良情绪反应，如长期的家庭不和、人际关系紧张、事业上不如意等导致的焦虑、痛苦、愤怒、羞辱和负罪感等情绪，会影响胃肠道消化液的分泌，促使胃酸持续增加而发生消化性溃疡。有人曾对胃溃疡患者进行观察，发现多数溃疡病患者在情绪激动、焦虑、发怒时，胃黏膜充血，胃蠕动增强，血管充盈，胃酸分泌持续升高，长期可使充血的黏膜发生糜烂；而当其情绪低落、悲伤忧虑、抑郁失望、自责沮丧时，胃黏膜就变得苍白，胃蠕动减少，胃酸分泌不足；而在情绪愉快时，血管充盈增加，胃液分泌正常，胃壁运动也会有所增强。从而说明不良情绪确实是影响健康、导致消化性溃疡的因素之一。

消化性溃疡与胃蛋白酶有关

我们已经知道发生在胃和十二指肠的溃疡，其形成与胃酸和胃蛋白酶的消化作用有关。胃蛋白酶对胃黏膜具有侵袭作用，胃酸加蛋白酶比单纯酸更容易形成溃疡。这就说明了胃蛋白酶在溃疡发生中所起的重要作用。胃蛋白酶是由胃蛋白酶原被盐酸激活后而变成的。它的作用与酸密切相关，其生物活性取决于胃液 pH。当 pH 上升至 4 以上时，胃蛋白酶则失去活性。故消化作用的 pH 必须在 3 以下。说明胃蛋白酶原可被作为一个溃疡病体质的指标，它包括胃蛋白酶原Ⅰ和胃蛋白酶原Ⅱ。30%～50% 的十二指肠溃疡患者血清胃蛋白酶原Ⅰ是升高的。

消化性溃疡与胃酸增多有关

胃分泌胃酸帮助我们消化进入胃内的食物。虽然胃酸有此重要功能，但它们亦可损害胃和肠内的黏膜壁并形成伤口（溃疡）。在正常情况下，胃和肠有足够能力保护自己免受胃酸的侵蚀，这一平衡均势对维持一个健康的消化系统是十分重要的。虽然溃疡的真正成因尚未完全明了，但很多专家认为溃疡形成皆与这个平衡均势被破坏有关，换句话说，不是胃分泌过多胃酸，就是黏膜层的保护功能被削弱，让胃酸入侵而刺激黏膜层及层下的细胞组织，当其一或两者同时发生时，溃疡便会形成。所以生活中就有了"无酸无溃疡"的说法。

消化性溃疡与螺旋杆菌有关

究竟幽门螺杆菌（简称 Hp）是何方"神圣"？其实，它是一种呈螺旋形、微厌氧的细菌，而且它对生长条件还非常"挑剔"，常常寄生于胃黏膜，通过引起胃黏膜自我保护的屏障作用下降和刺激胃酸分泌增加这两种机制引发消化性溃疡。

最新的研究显示，幽门螺杆菌感染是导致消化性溃疡发生和反复发作的一个重要因素。越来越多的证据表明，通过根除致病菌，可以治愈溃疡病。从而否定了过去认为的胃酸高是溃疡病主要发病因素的说法。临床检测也发现，在胃溃疡患者中 60% 系幽门螺杆菌感染引起的。而在十二指肠球部溃疡病例中，有 95%～100% 的幽门螺杆菌阳性。因此，目前大多数专家认为，幽门螺杆菌感染是诱发消化性溃疡的主要原因之一。

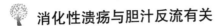

消化性溃疡与胆汁反流有关

胆汁反流可以引起消化性溃疡。反流的十二指肠液，尤其是胆汁酸可引起胃黏膜的损伤和炎症而易发生溃疡，其原因可能是胆汁对胃黏膜的破坏。胆汁还可以改变胃内黏液的性质，使其表面黏膜剥脱。此外，胆汁还能破坏黏膜的屏障，进而发生黏膜水肿、出血、发炎直至形成溃疡。

消化性溃疡与血型、遗传因素有关

有研究显示，"O"型血者患十二指肠溃疡的发生率较其他血型者高出 40%，也有研究表明，消化性溃疡患者的亲属，其患消化性溃疡的概率高于其他人，单卵双胞胎同时发生溃疡的概率在 50% 以上。这些都说明溃疡病的发生可能与遗传因素有关系。

消化性溃疡与吸烟有关

吸烟也是致病因素之一，吸烟者消化性溃疡的发病率显著高于非吸烟者。其次，长期吸烟不利于溃疡病灶的愈合，并可导致溃疡的复发。尽管还未见到吸烟愈多，溃疡的发病率愈高的事实，不能断言吸烟是引起溃疡的原因，但是吸烟使溃疡恶化或作为溃疡形成的一个影响因素则是肯定的。这是因为烟中所含的尼古丁能直接兴奋迷走神经，使胃酸分泌增加。另外，吸烟能抑制胰液的分泌并引起幽门括约肌关闭不全和十二指肠液反流入胃的反常现象，从

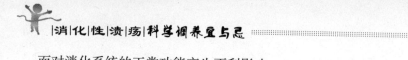

而对消化系统的正常功能产生不利影响。

消化性溃疡与职业因素有关

某些职业因素可影响胃及十二指肠溃疡的发生与发展，如高温作业工人由于出汗过多、盐分丧失，导致消化不良及溃疡发病率增高。又如，重体力劳动者和精神高度紧张的脑力劳动者也好发溃疡病。所以长期从事不能规律饮食职业的人更要注意养成科学良好的生活饮食习惯，免得增加患消化性溃疡的机会。

消化性溃疡与季节变化有关

消化性溃疡一般冬、春、秋季发作多，夏季发作较少，尤其秋天是消化性溃疡的高发期。大部分患者是由于饮食不注意而发病，秋天天气很凉，很多人喜欢在这个季节里吃火锅等难消化又很刺激的食物，再加上大量喝酒，胃黏膜容易受刺激。两种溃疡都是一到季节交替的时候患者就会增加，而且有自己的节律性和周期性。

消化性溃疡与睡眠有关

长期睡眠不足容易导致胃溃疡。另外，科学研究还发现，胃溃疡发生部位与睡觉的姿势也有一定的关系。按一般睡觉的姿势，分为右卧位、仰卧位与左卧位三种作为对照观察。习惯仰卧的患者，溃疡发生在胃角部的很集中，占60%；习惯右卧位的患者，溃疡发生在胃体部较多，占49.2%；

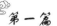

而有左卧习惯的患者，发病部位似乎均等，但与其他组的分布做比较时，幽门前庭部溃疡比率较高。

 消化性溃疡与药物因素有关

科学家发现一些传统的消炎药对消化道有伤害，尤其是针对心脑血管病和头痛、感冒、发烧等其他疾病，需要长期服用小剂量解热镇痛药，如阿司匹林或对乙酰氨基酚，这些药物都会让胃或十二指肠的黏膜出现问题。研究显示，长期服用这类解热镇痛药的患者，有50%～70%的胃黏膜都有出血的症状，10%～20%的用药者会患上消化性溃疡。但是如果停止服用这些药物，他们的溃疡问题都会出现不同程度的好转。这一点，对于消化性溃疡者的家庭用药和护理很重要。其他如皮质激素类药物如泼尼松、地塞米松等也易引发溃疡病。

 消化性溃疡与一些疾病因素有关

最新资料显示，青光眼多与胃溃疡并发，胃镜检查时还发现青光眼的患者，很少有正常的胃黏膜，他们多患有胃炎或胃溃疡。青光眼和胃幽门螺杆菌感染之间的相互关系还在继续研究之中，如果这被确定，将对青光眼的治疗带来很大的影响。

肝硬化患者同样容易发生溃疡病，且发病率远比正常人群高，此种消化性溃疡又称肝源性溃疡病，是肝硬化的并发症，也是肝硬化的明显信号。这是因为大部分肝硬化的患者肝功能不良、肝脏解毒功能低下、胃肠黏膜循环障碍、缺氧等因素破坏胃黏膜屏障，最终形成溃疡病。因此，当发现食欲减退、节律性上腹部疼痛、大便隐血试验阳性、便血等溃疡症状，或通过检查发现溃疡病时，一定要注意是否伴有肝硬化。另外，患肺气肿的患者，十二指肠溃疡发生率比正常人高3倍；冠心病、动脉硬化会造成胃黏膜供血不足，可影响溃疡的愈合；乙型肝炎患者表面抗原阳性，胃溃疡发病率可超过30%。

🌳 消化性溃疡与性别有关

十二指肠溃疡的发病率男女不同，男性明显高于女性。这是由于女性激素对消化性溃疡的发病有抑制性作用。一般认为，女性性激素，特别是孕酮，不利于溃疡的发生。所以生育期妇女罹患十二指肠溃疡者少于绝经期妇女；妊娠期女性的发病率明显低于非妊娠期。而男性十二指肠溃疡的高发病率则与血浆睾酮增多、孕酮和雌二醇降低相关。

总之，影响消化性溃疡的因素是多种多样的，还有其他许多因素，譬如不同地域的溃疡病发病率有所不同。据有关资料显示，我国消化性溃疡的地域特点是南方高于北方，城市高于农村。气候改变也是诱发溃疡病的因素之一。

体质因素、胃肠运动、氧自由基、唾液缺乏等亦皆与消化性溃疡密切相关。

消化性溃疡的检查方法

当患了消化性溃疡，或者怀疑患有消化性溃疡而就医时，医生往往要求就诊者先做一定的检查。有的人对这些检查大惑不解，其实这些检查对疾病确诊和正确治疗有非常重要的作用。对于疑有消化性溃疡的人来说，除病史及查体外，一般情况下通过下列检查就可确诊。

X线钡餐检查

溃疡是在胃黏膜或肠黏膜上形成的一个凹陷，X线钡餐检查称之为"龛影"，通过X线钡餐检查可以很快确诊。如果胃溃疡的直径大于2厘米或溃疡形态不好，基底僵硬，黏膜变脆，则可能是恶性溃疡（癌）或容易转变成溃疡型癌，需要特别注意。

粪便隐血检查

溃疡活动期溃疡面有少量出血，肉眼看不出，但可见有大便隐血检查阳性。溃疡活动期，大便隐血试验阳性，经积极治疗，多在 1 ～ 2 周内阴转。大便隐血试验多次阳性提示胃肠道还有可能存在肿瘤、炎症或出血性疾病。

幽门螺杆菌检查

幽门螺杆菌检测应列为消化性溃疡诊断的常规检查项目，其检测方法分为侵入性和非侵入性两大类。前者需通过胃镜检查取胃黏膜活组识进行检测，主要包括快速尿素酶试验、组织学检查和幽门螺杆菌培养；后者主要有 ^{13}C 或 ^{14}C 尿素呼气试验、粪便幽门螺杆菌抗原检测及血清学检查。快速尿素酶试验是侵入性检查的首先方法，操作简便、费用低。组织学检查可直接观察幽门螺杆菌，与快速尿素酶试验结合，可提高诊断准确率。幽门螺杆菌培养技术要求高，主要用于科研。

胃镜检查

胃镜检查是目前诊断消化性溃疡首选的检查方法。内窥镜是一条长而活动的纤维管子，此管比人吃下的大多数食物还要细一点。胃镜检查可在门诊进行，患者无须住院。利用胃镜，医生可直接观察患者的消化道。事前，医生一般在咽喉部喷些麻醉药，要求患者放松，将内镜的细管将放进口腔，经过喉咙而进入胃和十二指肠。利用这种方法，医生可轻易地找出消化性溃疡或其他毛病。

消化性溃疡的症状表现

消化性溃疡的典型表现有"三性"，即慢性（病程长）、周期性（症状常在季节交替、气候转变时发作）、节律性（与饮食、饥饿等因素有关）的上腹部疼痛或不适。消化性溃疡常伴上腹部疼痛，有反酸、嗳气、流涎、恶心、呕吐等症状，疼痛较剧烈的可影响进食，导致消瘦及贫血。缓解期一般无明显体征。此外，消化性溃疡的疼痛还与胃酸的分泌有很大的关系，每当疼痛发作时口服碱性药物后，胃酸被中和，疼痛可以减轻或解除。但临床观察胃溃疡和十二指肠溃疡的疼痛和恶心呕吐有其自身特点，需要注意以下几个问题。

胃溃疡与十二指肠溃疡上腹部疼痛的不同

胃溃疡多在进食后 0.5 ~ 1 小时发生疼痛，持续 1 ~ 2 小时后逐渐缓解，下次进食后可重复出现；十二指肠溃疡多在食后 2 ~ 4 小时发作，呈空腹痛或饥饿样疼痛，进食后则疼痛缓解。胃溃疡疼痛多位于偏左上腹，十二指肠溃疡在上腹正中偏右。起病缓慢，病程可长达数十年。当溃疡较重时，特别是有穿透性疼痛者可涉及背部。

特别提醒

　　需要指出的是，虽然消化性溃疡的主要症状是上腹部疼痛，但上腹部疼痛并不一定就是患了消化性溃疡。中上腹疼痛会有很多病，胰腺、胆囊、心脏出现问题时都可以表现为中上腹疼痛。比如急性心肌梗死，可以出现中上腹疼，还可以出现呕吐等症状，与溃疡病很相似，要特别引起重视。胃溃疡、十二指肠溃疡、胃癌、胆囊结石、胰腺炎等都可以引起中上腹疼痛。所以出现中上腹疼痛不要就以为是消化性溃疡，要及时到医院检查，特别是老年患者，还要考虑心脏的问题。

恶心与呕吐并非消化性溃疡的特有症状

　　呕吐是胃内容物反入食管，经口吐出的一种反射动作。可分为三个阶段，即恶心、干呕和呕吐，但有些呕吐可无恶心或干呕的先兆。呕吐可将咽入胃内的有害物质吐出，是机体的一种防御反射，有一定的保护作用。频繁而剧烈地呕吐可引起脱水、电解质紊乱等并发症。消化性溃疡经常发生恶心、呕吐，一般是先有恶心而继发呕吐，呕吐后感到胃内轻松，多为胃源性呕吐，这种恶心呕吐多伴有胃胀、胃痛、呃酸腐气。但需要指出的是，恶心、呕吐并非是消化性溃疡的特有症状。

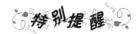

消化性溃疡诊断依据：

（1）有慢性、节律性、周期性中上腹部疼痛。

（2）可有反酸、嗳气、恶心、呕吐及其他消化不良的症状。

（3）胃镜或上消化道钡餐检查可发现龛影。

特殊类型消化性溃疡的表现

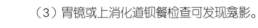

特殊类型消化性溃疡与一般消化性溃疡的治疗有相同的地方，但因其特殊，治疗时要分别对待。只有正确鉴别这些特殊类型的消化性溃疡，才会在治疗时有的放矢。

幽门管溃疡

幽门管溃疡较为少见，常伴胃酸分泌过高。其主要表现有：上腹部疼痛症状常较重，无明显节律性，多于进餐后很快出现。患者常惧食、呕吐，呕吐后疼痛可缓解。幽门管溃疡易并发幽门梗阻和上消化道出血。腹痛、呕吐和饮食减少可导致体重减轻。此类消化性溃疡内科治疗的效

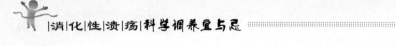

果较差。

巨大消化性溃疡

巨大消化性溃疡指 X 线钡餐检查测量溃疡的直径超过一般溃疡，可以发生在胃或十二指肠。上腹部疼痛节律常不典型，往往不能为抗酸药所完全缓解。呕吐与体重减轻明显，并可发生致命性出血或穿孔。胃巨大溃疡直径在 2.5 厘米，多数属恶性，但并非都属于恶性。有时可在腹部触到纤维组织形成的硬块。长病程的巨型胃溃疡往往需要外科手术治疗。巨型十二指肠溃疡系指直径在 2 厘米以上者，多数位于球部，也可位于球后。球部后壁溃疡的周围常有炎性团块，且可侵入胰腺。疼痛剧烈而顽固，常放射到背部或右上腹部。呕吐与体重减轻明显，出血、穿孔和梗阻常见，也可同时发生出血和穿孔。有并发症的巨型十二指肠溃疡以手术治疗为主。

复合溃疡

胃和十二指肠同时存在溃疡病灶的称为"复合溃疡"。复合溃疡约占溃疡病的 10%。十二指肠溃疡常先于胃溃疡出现。复合溃疡的一般发病过程是，十二指肠溃疡先导致幽门梗阻，引起胃潴留，然后继发地刺激胃窦分泌胃泌素，后者刺激大量胃酸分泌而形成胃溃疡。不过也有胃溃疡先于十二指肠溃疡出现的情况。

球后溃疡

球后溃疡常发生在十二指肠上角以下，乳头近端的后壁，距幽门3厘米以上。上腹部疼痛节律与球部溃疡相似，但症状较重，且易放射至后背，夜间痛多见，溃疡易出血。十二指肠球后溃疡无并发症者的内科治疗与其他溃疡相同，唯治疗应该更为严格和持久，这是因为球后溃疡较球溃疡更为顽固，内科治疗效果差。如果溃疡愈合延迟，由于出血发生率高，可考虑预防性手术治疗。球后溃疡并发出血时，应迅速采取手术治疗，因为这种出血往往量大，且不易控制。

无症状性溃疡

临床观察约15%的消化性溃疡患者可无症状，而以出血、穿孔等为首发症状，且以老年人较多见。60岁以上的消化性溃疡患者中，具有典型表现的只占20%～40%。也就是说，老年人患消化性溃疡常常无典型的临床表现。这可能与老年人神经反应迟钝，痛阈比较高，疼痛反应不明显有关。

消化性溃疡能惹出的麻烦

消化性溃疡如果没有及时诊治可能会发生并发症。这些并发症的严重程度远远超过溃疡病本身，有时甚至可危及生命。溃疡病常见的四大并发症为穿孔、出血、梗阻和癌变；而死亡的原因主要是并发大出血和穿孔。所以，了解消化性溃疡的并发症有极为重要的意义。

消化性溃疡应防出血

一般溃疡病活动期，病变处会有微量出血，故粪便内有隐血存在，这不足以称为本病的并发症。所谓的溃疡出血指的是一次出血量在60～100毫升以上并有明显消化道症状，主要表现有头晕、脉速、面色苍白、出冷汗、四肢厥冷及血压下降等休克征象。若出血过多过快，甚至可危及生命。它约占溃疡病的25%。因血管受损破裂出血，表现为呕血、黑便，部分患者出血前疼痛加重，出血后腹部疼痛减轻。出血量取决于溃疡部位、损伤血管程度、凝血情况等。出血量少而速度慢，大便出现隐血；而出血量大则出现黑便和呕血。

消化性溃疡应防穿孔

穿孔是溃疡病常见的并发症，溃疡穿孔后胃内容物流入腹腔，迅速引起腹膜炎，常产生剧烈腹痛，随后产生严重感染及中毒性休克，若不及时抢救，可危及生命。穿孔的原因是由于溃疡过深，吃饭过饱，粗糙食物摩擦，剧烈咳嗽等。据统计，溃疡病穿孔约占溃疡病住院患者的

20%~50%。对于明确诊断为溃疡病的患者，如突然出现上腹部疼痛，并伴有恶心、呕吐、冷汗、面色苍白、心悸等症状时要考虑到有胃穿孔的可能。溃疡穿孔根据其临床表现可分为3种类型，即急性、亚急性和慢性。穿孔的类型主要取决于溃疡的部位，其次取决于溃疡发展的进程及其与周围组织器官的关系。胃穿孔一般较十二指肠穿孔严重。

消化性溃疡应防幽门梗阻

溃疡发生于幽门部或十二指肠球部，容易造成幽门梗阻。梗阻主要表现为上腹饱胀，尤以饭后明显。严重者出现呕吐，吐出宿食等，患者因大量呕吐可导致脱水及氢、钾电解质丢失和代谢性碱中毒。梗阻有暂时性和永久性两种。梗阻初期，胃内容物排出发生困难，引起反射性胃蠕动增强，胃肌代偿性肥厚，以克服梗阻障碍。随梗阻程度的加深，胃肌活动逐渐减弱，因而进入胃内的部分食物停滞。到了晚期，代偿功能不足，肌肉萎缩，蠕动极度微弱，胃能形成扩张状态。

特别提醒

观察大便颜色正常与否是判定消化性溃疡出血的重要手段，特别是对已经明确诊断为胃溃疡的患者。如果大便由正常转为黑色时，就应警惕出血的可能，此时应做必要的检查以明确是否胃溃疡出血。黑便的出现，提示出血量约 50 ~ 80 毫升。如果出现柏油样有光泽而又带有黏性的粪便，则提示出血量增多。实验中，将 100 ~ 200 毫升血液引入胃内，发生了柏油样便，但通常如有 400 ~ 500 毫升就能持续地发生柏油样便。胃内注入 1000 毫升血液之后，如通过迅速，4 小时内会排出红色血液；如血液在肠内停留 20 小时，则出现柏油样便。必须注意，少量出血时，肉眼察觉不到，必须借助隐血检查试验。大便隐血检查阳性，提示出血量约 5 毫升以上。

消化性溃疡的癌变信号

我们已经知道临床上常见的消化性溃疡病并发症有出血、穿孔、梗阻和癌变，前三者的发生均有较为明显的临床症状，易被诊断，但癌变却会在没有任何感觉的情况下悄然发生，故应当引起人们特别关注。癌变患者绝大多数均有长期胃溃疡病史，溃疡边缘的黏膜上皮细胞反复破坏与再生、化生、不典型增生，最后导致癌变。那么，究竟溃疡病癌变前有哪些早期信号呢？

全身信号

年龄在40岁以上的人，有多年溃疡病史，其典型的溃疡病症状在不明因素下骤然发生了明显的改变，伴有食欲减退、厌肉食、恶心、呕吐、吐隔夜宿食或暗红色内容物、营养状态不佳、明显消瘦、疲乏无力等症状，且原来治疗效果较好的药物，出现治疗效果不佳，特别是抗酸药物治疗出现无效的反常现象，这可能是癌变的信号。

 疼痛信号

溃疡病的特点是规律性疼痛。胃溃疡为饱餐痛，疼痛在饭后半小时至2小时出现，至下次进餐前疼痛已消失。十二指肠溃疡是饥饿痛亦称空腹痛，疼痛多在饭后3~4小时出现，持续至下一次进餐前，进食后疼痛可减轻或完全消失，有的患者可出现夜间痛。如果溃疡发生在距十二指肠较近的胃幽门部，则疼痛节律性与十二指肠溃疡相同。一旦胃溃疡疼痛性质发生了改变，成为持续性疼痛或者有所减轻，应警惕癌变的可能，及早去医院检查。

大便信号

一般黑便可见于进食大量猪、羊、鸡等动物血之后，也见于服某种药物之后。如果溃疡病患者出现无法解释的黑便，或者化验大便持续有血，须特别注意，应进一步查清，这往往是恶变的先兆症状。如果患者出现劳累、疲惫、乏力、

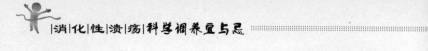

食欲减退，以及出现消化不良性的腹泻，特别在进食肉类食物之后腹泻随之加重，大便隐血检测阳性，提示有癌变可能。

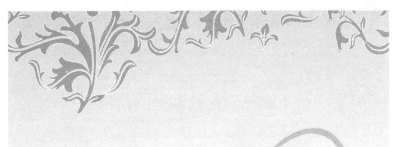

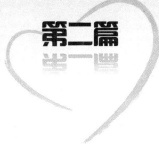

第二篇

消化性溃疡患者饮食宜忌

宜于治疗消化性溃疡的食物

几千年来，医食同源理论与实践的印证，说明食物对人不但有营养作用，而且具有防病治病的作用。所以，消化性溃疡患者在生活中不妨多食用下列对消化性溃疡有治疗作用的食物，以促进疾病尽快痊愈。

🌳 消化性溃疡患者宜食土豆

常食土豆可有效防治胃和十二指肠溃疡。一般连吃 6 个星期以上的热土豆，可使溃疡面逐渐缩小、愈合。这是因为土豆富含糖类，含有较多的蛋白质和少量脂肪，也含有粗纤维、钙、铁、磷，还含有维生素 C、维生素 B_1、维生素 B_2 以及分解产生维生素 A 的胡萝卜素。另一个原因是土豆具有和胃调中、健脾益气、强身益胃等作用，所以营养师常将其作为消化系统疾病如慢性胃炎、消化性溃疡的食疗佳品。

具体制法：取鲜土豆 1000 克洗净，切成细丝，捣烂，以洁净纱布绞汁。将土豆汁放在锅中先以大火，后以小火煎熬至黏稠时，加入等量蜂蜜，再煎至黏稠如蜜时停火，待凉装瓶备用。每次食 1 匙，每日 2 次，空腹食用。

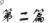

消化性溃疡患者宜食茄子

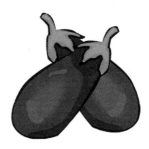

"夏雨早丛底,垂垂紫实圆。"这是明代高启赞美茄子的诗句。茄子原产于印度,汉时落户我国,如今踪迹遍布大江南北,品种众多。茄子营养丰富,含有丰富的碳水化合物、蛋白质,此外,还富含磷、钙、钾等矿物质及多种维生素。尤其是紫色茄子含有大量维生素,有防治微血管脆裂出血,促进伤口愈合的作用。茄子食法五花八门,炒、烧、煎、蒸、拌、炝等,皆可成美味。蒜泥拌茄子、酱爆茄子、肉片烧茄子、油焖糖醋茄子、鱼香茄子、椒盐茄饼等,皆为家常菜谱中的佳肴。

消化性溃疡患者宜食秋葵

秋葵为一种新型保健蔬菜。它营养丰富,嫩果可做蔬菜,成熟种子可提取高级营养油,所以经济价值很高,目前世界各地均有种植。秋葵茎粗直立,株高 1 ~ 3 米,幼果长7 ~ 10 厘米,呈圆锥形,顶端尖细,靠果蒂部位较粗,品种类型较多,果色有白、绿、紫红等,十分美观。秋葵含有营养价值很高的蛋白质、维生素及矿物质,其含量高于一般蔬菜,具有一种特殊的香味,童叟皆宜,特别对青壮年和运动员消除疲劳、迅速恢复体力的作用很大。秋葵嫩果汁液中含有果胶、牛乳聚糖、阿拉伯树胶等,具有帮助消化，治疗胃炎和胃溃疡，保护皮肤和胃黏膜之功效。秋葵食用方法多样，可以凉拌，做汤，单炒或与青椒、鸡蛋、肉类等一起烹调。

消化性溃疡患者宜食包心菜

包心菜简称甘蓝，又叫莲花白、椰菜。其色泽嫩绿，味美爽口，开胃健脾。包心菜同时具有清热、御寒、抗癌等功效，其内部含有丰富的铁、钙等微量元素，长期食用具健身作用，深受广大消费者的喜爱，更为奇妙的是包心菜如果应用得法，对消化性溃疡可起到好的食疗效果。

具体制法：鲜包心菜、饴糖适量。将包心菜用冷开水洗净后捣烂，置消毒纱布中绞汁。每日早晚饭前，取鲜包心菜汁1杯，加温后加入适量饴糖饮服。每日2次，每10天为1疗程。有清热止痛、促进溃疡愈合作用。适用于胃、十二指肠溃疡。早期疗效明显。

消化性溃疡患者宜食南瓜

南瓜含有丰富的维生素C及胡萝卜素（即维生素A原），其果实、花、种子、叶子都有药效，淀粉多，煮食后仍含丰富的维生素C。更为重要的是，南瓜还具有保护胃黏膜，帮助

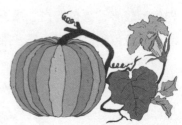

消化的作用。南瓜所含果胶可以保护胃肠道黏膜免受粗糙食品刺激，促进溃疡面愈合，适宜于胃病患者。南瓜所含成分能促进胆汁分泌，加强胃肠蠕动，帮助食物消化。所以营养学家将南瓜列为溃疡病患者常用食物，而且主张，消化性溃疡患者要想充分发挥南瓜的药效，用蒸的方法较理想。

 ### 消化性溃疡患者宜吃胡萝卜

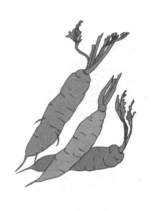

胡萝卜又叫黄萝卜、红萝卜，原产于中亚，性味甘、平。元代以前传入我国，我国各地广为栽培。因其颜色靓丽，脆嫩多汁，芳香甘甜而受到人们的喜爱。胡萝卜对人体具有多方面的保健功能。胡萝卜根作蔬菜，因含胡萝卜素，营养价值高；民间常将其作为食疗入药，认为胡萝卜能消食健胃。现代医学认为胡萝卜能提供丰富的维生素 A，具有促进机体正常生长与繁殖、维持上皮组织、促进溃疡痊愈的作用。但需要指出的是，胡萝卜不宜生吃，胡萝卜素和维生素 A 是脂溶性物质，应用油炒熟或与肉类一起炖煮后再食用，以利吸引。不要短时间内过量食用，否则大量摄入胡萝卜素会令皮肤的色素产生变化，变成橙黄色。

消化性溃疡患者宜食白萝卜

白萝卜又名莱菔、罗服。我国是白萝卜的故乡，栽培食用历史悠久，早在《诗经》中就有关于它的记载。它既可用于制作菜肴，炒、煮、凉拌等俱佳；又可当作水果生吃，味道鲜美；还可腌制泡菜、酱菜。白萝卜营养丰富，有很好的食用、医疗价值。俗语说"常吃萝卜菜，啥病也不害""常吃萝卜喝热茶，不用大夫到自家""冬吃萝卜夏吃姜，一年四季保安康"，可见白萝卜对人体有极为重要的保健作用。

消化性溃疡患者经常行白萝卜食疗对溃疡病能起到一定的治疗作用，因为白萝卜为疏肝理气之佳品。而在煲汤时如果能放入山楂、山楂叶、谷麦芽、荔枝核等药材亦可达到消食助运之效。具体方法为：取白萝卜1000克切碎、捣烂，以洁净纱布包后绞汁，每次冷饮50毫升。

消化性溃疡患者宜食菜花

菜花别名花椰菜，含有丰富的蛋白质、糖类、膳食纤维、钙、磷、铁和维生素A、维生素B_1、维生素B_2、维生素C等多种营养成分。研究证实，菜花还含有一种化合物，这种独特的化合物不仅使得菜花味道独特，而且能够杀灭幽门螺杆菌。目前幽门螺杆菌已经是公认的溃疡病致病菌，同时它也与多数胃炎患者的发病有关。所以营养学家在溃疡病的食疗上极力推崇食用菜花。

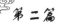

 消化性溃疡患者宜食生姜

中医认为生姜味辛，有发汗解表、温中散寒、和胃止呕的作用，临床上用来治疗胃寒呕吐、痰饮咳喘、脘腹胀满、泄泻等病症。生姜还有健胃和增进食欲的作用。夏令气候炎热，唾液、胃液的分泌会减少，因而影响人的食欲，如果在吃饭时食用几片生姜，会增进食欲。生姜对胃病亦有缓解或止痛作用，用生姜50克煎水喝，可使症状迅速消除，胃炎及胃十二指肠溃疡所引发的疼痛、呕吐、反酸、饥饿感等。

生姜汤制作方法：鲜生姜50克，洗净切碎，水煎服，每日3次，2日服完。可治疗虚寒性胃痛、十二指肠溃疡所致的疼痛、反酸等症。或用鲜姜3～5片，红糖适量，以滚开水沏泡，趁热饮服，服后出微汗，适用于寒气犯胃所致的溃疡性胃痛。

 消化性溃疡患者宜食无花果

无花果树叶厚大浓绿，而所开的花却很小，经常被枝叶掩盖，不易被人们发现，当果子悄悄地露出时，花已脱落，所以人们认为它是"不花而实"，故命名为"无花果"。无花果成熟时软烂，味甘甜如柿而无核，营养丰富且全面，除含有人体必需的多种氨基酸、维生素、矿物质外，还含有柠檬酸、延胡索酸、琥珀酸、奎宁酸、脂肪酸、蛋白酶等多种成分，具有很好的食疗功效。无花果能帮助人体对食物的消化，促进食欲。无花果可防治溃疡病，方法是将干燥的无花果切碎，煮成半干，加入少许蜂蜜和水，即可饮用。保存无花果，可先使其干燥，放在火上焙干再磨成粉；使用时，加开水或水泡即可。

🌳 消化性溃疡患者宜食柚子

柚子在每年的农历八月十五左右成熟，皮厚耐藏，有"天然水果罐头"之称。柚子营养价值很高，含有丰富的蛋白质、有机酸、维生素以及钙、磷、镁、钠等人体必需的元素。柚子不但营养价值高，而且具有健胃、润肺、补血、清肠、利便等功效，可促进伤口愈合，对消化性溃疡等有良好的辅助疗效。国外科学家也认为多吃柚子能治胃溃疡，因柚子可以显著减少胃液过多地分泌，而胃液过多正是导致胃溃疡的主要原因之一。柚子的食用方法为，将柚子去皮，削去内层白囊，切碎，放于盖碗中，加适量蜂蜜，隔水蒸烂熟，每日早晚各 1 匙。

🌳 消化性溃疡患者宜喝酸牛奶

酸牛奶是用杀过菌的牛奶或经脱脂的牛奶，用能培养乳酸链球菌、嗜酸杆菌等的酵母将其发酵做成的。酸牛奶包括含脂量高的酸牛奶（含脂量 3.2%）、含脂量低的酸牛奶（含脂量小于

0.05％）、含脂量高的酸牛奶和含脂量低的酸牛奶四种。酸牛奶比普通的牛奶好消化，更易于吸收，由于它所含有的特殊成分，更助于胃肠道的消化和吸收。所以酸牛奶对防治胃肠病有一定的好处。

🌳 消化性溃疡患者宜食蜂蜜

蜂蜜香甜可口，营养丰富，老幼皆宜，人类自古以来都将蜂蜜当作珍品。《本草纲目》中写道："蜂蜜益气补中，止痛解毒，除百病，和百药，久服强志轻身，不老延年。"蜂蜜能补脾肾，润肠，润肺，清热，解毒，止痛，防腐等，主治脾胃虚弱、病后体虚、肠燥便秘、口干咽燥、干咳无痰、脘腹疼痛，常用来治疗便秘、胃炎、鼻炎、哮喘、肺结核、高血压、营养不良、贫血等。蜂蜜有促进溃疡愈合的作用，对于消化性溃疡治疗有非常好的效果。实验证明，蜂蜜对胃和十二指肠溃疡的有效率高达82%。

具体食用法为：蜂蜜100～150毫升，隔水蒸熟，于食前空腹1次服下。每日3次，连服2～3周。

🌳 消化性溃疡患者宜食豆蔻

豆蔻气味辛、温、浓烈，化湿和胃，是烧、卤、腌制菜肴的上好材料，料理海鲜必用之品。豆蔻富含豆蔻素、樟脑、龙脑等挥发油，因此富有香气，能祛除鱼肉的腥膻异味，令人开胃口、增食欲并促进溃疡病的康复。民间常用豆蔻治疗胃虚疼痛、脾胃虚弱的溃疡病。方法是：面粉500克，发酵粉50克，白豆蔻适量。把白豆蔻打成粉末，把面粉、豆蔻粉和发酵粉拌和在一起，加250克水，反复揉搓成团再让面团"放置"20多分钟后搓成长条，揪成面坯，每只大体25克左右，然后做成馒头，用旺火蒸15分钟左右，即可出笼食用。

消化性溃疡患者宜食饴糖

饴糖是常用的药用糖，我国历代名医多将饴糖列为上品，许多中药方剂也多用饴糖作补中益气之用。饴糖味甘性温，有补虚、益气、健脾、润肺之功效，适于治疗肺虚咳嗽、胃脘寒痛及咽喉不适等病症，尤其是适合于补虚疗疾。现代研究还发现饴糖对消化性溃疡，尤其是虚寒性消化溃疡具有好的效果。日常食用方法为：饴糖1～2匙，用温开水化服。

消化性溃疡患者宜食海螵蛸

乌贼的内壳在中医学上称为海螵蛸或乌贼骨。乌贼不但味道鲜美，营养丰富，而且全身皆可入药。海螵蛸在中医药物中占有重要地位。《本草纲目》中记载海螵蛸"诸血病皆治之"。海螵蛸具有收敛、止血、制酸、止痛的功效，是治疗胃部疾病的主药。同时海，螵蛸也是治疗各种出血的良药。我国有许多用海螵蛸治疗出血的良方。治疗

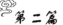

溃疡性胃出血,可以用海螵蛸加白及共研细粉,内服治疗。具体方法为:取海螵蛸、杏仁各适量,分别在火上焙干,研末过筛,然后把海螵蛸和杏仁以3：1的比例混合拌匀,贮瓶备用。每日早饭前20分钟左右,取2汤匙药粉用温开水调成糊状,口服。每日1次,10天为1疗程。

消化性溃疡患者宜食羊肉

羊肉是我国人民食用的主要肉类之一。羊是纯食草动物,其肉质较牛肉细嫩,亦较猪肉和牛肉的脂肪、胆固醇含量少。冬季食用羊肉可收到进补和防寒的双重效果。羊肉含有很高的蛋白质和丰富的维生素。由于羊肉肉质细嫩,容易被消化,多吃羊肉可以提高身体抗病能力。中医还认为,羊肉有暖脾益胃,补肾壮阳的作用,一般人都可以食用,尤其适于体虚、脾胃虚寒性溃疡病患者。最为方便的办法就是新鲜瘦羊肉250克,切小块先煮烂,再同粳米同煮粥。每日服2次。此方治虚寒性消化性溃疡疗效较好,尤其是适用于气虚亏损、阳气不足所致的恶寒怕冷、胃脘疼痛。

消化性溃疡患者宜喝红茶

中医认为红茶性味甘温,可补益身体,善蓄阳气,生热暖腹,增强人体对寒冷的抗御能力。由于红茶有暖胃益脾的作用,所以适合虚寒性体质的人饮用,在寒冷的冬季饮用甘温的红茶是最适宜的。在治疗消化性溃疡时如果能在红茶中再放入少量蜂蜜和红糖，就有非常好的食疗效果。配料为：红茶 5 克，蜂蜜、红糖适量。将红茶置于保温杯中，用沸水冲泡，加盖闷 10 分钟，加入红糖和蜂蜜即成。具有和中润燥，养胃止痛的功效。此

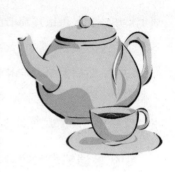

方适应适用于老年消化性溃疡胃痛缠绵，久痛不愈，不思饮食，口干便结，神疲乏力，面色萎黄等。

特别提醒

新鲜的茶叶经过萎凋、揉捻、发酵、烘干等工艺制得的茶为红茶。这种茶属全发酵茶，在制茶过程中茶叶内的儿茶素、咖啡碱及茶黄素产生化学反应，所以令红茶具有红茶、红汤、红叶和香浓味醇的特征。我国红茶的主要品种有：安徽的祁门红茶，云南的滇红，四川的川红，福建的闽红，江西的宁红等，尤其是祁红（祁门红茶的简称）在国际上享有很高的声誉。安徽的祁门红茶是人们经常饮用的红茶，产地位于安徽省最南端的祁门县。由于此茶制作工序复杂，工作时须聚精会神，所以人们称"祁门红茶"为"功夫茶"，体现了对茶农辛勤劳动的称赞。此茶也是消化性溃疡患者宜选的茶。

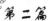

消化性溃疡患者宜喝红葡萄酒

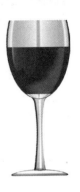

据调查统计表明，生活在盛产葡萄酒区域的人们，由于饮用葡萄酒的机会较多，所以平均寿命较长。在葡萄种植园工作的农民，许多人寿命达 90 岁以上。而最新医学研究结果也表明：经常饮用红葡萄酒，对消化性溃疡恢复有一定的促进作用。但每次饮不要超过 15 毫升，每日最多 2～3 次。

消化性溃疡应忌食的食物

消化性溃疡的发生发展及预后，与不合理饮食密切相关，所以预防和治疗溃疡病，首先要注意合理饮食。溃疡病患者饮食应坚持有利于减轻症状，有利于溃疡愈合，有利于营养供给的基本原则。以下食物的禁忌须牢记。

消化性溃疡患者忌喝豆浆

中医认为豆浆性味偏寒而滑利，凡胃寒、食后胸部发闷、反胃、吐酸的人，脾虚易腹胀、腹泻的人，夜尿频以及遗精、肾亏的人，均不宜饮用豆浆，否则会加重病情或影响治疗效果。急性胃炎和慢性浅表性胃炎患者也不宜食用其他豆制品,以免刺激胃酸分泌过多加重病情,或者引起胃肠胀气。这是因为豆类中含有一定量低聚糖,可以引起嗝气、肠鸣、腹胀等症状,所以有消化性溃疡的人最好少吃豆浆,以免引起胃部不适。

消化性溃疡患者忌吃螃蟹

中医说:胃为水谷之海,主受纳和腐熟水谷,与脾相合,共化气血,以养周身。食有不慎,则易损其功能,碍其升降。而在消化性溃疡辨证调护中,中医认为其为虚寒性居多。螃蟹是水生动物,属于"寒性",所以一些脾胃虚寒的消化性溃疡患者进食后也不容易吸收,同时会加重病情。故消化性溃疡的患者不适宜吃蟹,以免加重症状。

消化性溃疡患者忌食醋

喝醋的好处在于帮助消化,喜欢吃肉的人可在每餐之后饮用一杯水果醋,吃素或平时消化功能就很好的人,则无此必要。对于健康人来说,每天饮醋最好不要超过20毫升浓缩汁。但醋未必对人人都有保健作用,更不适宜随意大量食用。尤其是胃病患者,如胃溃疡和胃酸过多者,因为醋本身有丰富的有机酸,能促使消化器官分泌大量消化液,从而加大胃酸的消化作用,导致胃病加重。即使健康的中老年人食用醋也不可过量,否则会伤胃,损齿,不利于筋骨。

消化性溃疡患者忌喝一些饮料

（1）汽水：消化性溃疡患者不宜喝汽水。溶解于汽水的碳酸氢钠能够产生大量的二氧化碳气体，从而增加胃肠内的压力；对于严重的溃疡病患者，则更容易造成胃和十二指肠球部前壁穿孔。汽水饮料中多含柠檬酸而柠檬酸饮用过量会不断增加胃酸的浓度，抑制胃黏膜液的分泌，使其失去对胃黏膜的保护作用，不利于溃疡面的愈合。

（2）低度酒：有人认为消化性溃疡患者不宜过量喝高度白酒，其实消化性溃疡患者同样不宜饮低度酒。若长期过量饮用，会使胃液的酸度一直处于很高的状态，可能成为消化性溃疡的发病原因之一。另外，乙醇可溶解保护胃黏膜的脂蛋白层，使胃的黏膜屏障遭受破坏，防御机能受损，从而加重溃疡。

（3）咖啡：消化性溃疡患者不宜喝咖啡。因为咖啡能促进胃酸的分泌，提高胃酸的浓度，从而增强对溃疡面的刺激，引起胃部疼痛、溃疡面出血，使病情加重。

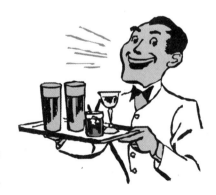

（4）酸性饮料：消化性溃疡患者不宜喝酸性饮料。酸性饮料入

胃后，可提高胃内酸度，影响胃内溃疡面的愈合。溃疡病患者食酸犹如火上浇油。

消化性溃疡患者忌食山楂

山楂可防治消化不良、高血脂、高血压、肥胖症、脂肪肝、便秘以及妇女闭经、下腹坠胀等。山楂虽好，但消化性溃疡患者不宜多食，正常人空腹时也不宜多吃。山楂中果胶和单宁酸含量高，接触胃酸后凝结成不溶于水的沉淀，与山楂皮、山楂纤维和食物残渣等胶着在一起，容易形成胃结石。该结石可引起胃溃疡、胃出血，甚至胃壁坏死和穿孔。

消化性溃疡患者忌喝绿茶

绿茶作用于胃黏膜后，可促进胃酸分泌增多，尤其是对十二指肠溃疡患者，这种作用更为明显。胃酸分泌过多，便抵消了抗酸药物的疗效，不利于溃疡的愈合。另外，过量的喝茶容易造成胃液稀释，降低人体的正常消化功能。一个人每天正常分泌胃液是 1.5 ～ 2.5 升，这些胃液能够对一个人每天所摄取的食物进行合理消化。当大量饮用浓茶后就会稀释胃液，降低胃液的浓度，使胃液不能正常消化食物，从而产生消化不良、腹胀、腹痛等症，有的甚至还会引起十二指肠溃疡。

消化性溃疡患者忌喝啤酒

啤酒虽然较白酒度数低，酒精含量也低，刺激性较小，但消化性溃疡患者忌饮用。这是因为消化性溃疡是由于胃酸侵蚀胃黏膜所引起的疾病。啤酒中含有的特殊成分具有损害胃黏膜的作用。大量饮啤酒不仅可以诱发消化性溃疡，还可以使消化性溃疡患者病情加重。生活中由于大量饮用啤酒加重胃病的事确实不少见。因此，患有消化性溃疡者忌饮啤酒。

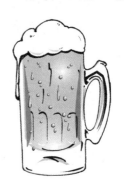

消化性溃疡患者忌过量吃胡椒

胡椒是人们喜爱的调味品，具有祛腥、解油腻、助消化的作用，其芳香的气味能令人们胃口大开，增进食欲。胡椒性温热，善于温中散寒，对胃寒所致的胃腹冷痛、肠鸣腹泻都有很好的缓解作用，并可促使发汗，治疗风寒感冒。但需要说明的是，胡椒用量过大或长期较大量使用，对胃肠黏膜有刺激作用，可引起充血性炎症，并能诱发痔疮、血压升高以及心慌、烦躁等症状。消化道溃疡、咳嗽咯血、痔疮、咽喉炎症、眼疾患者应慎食。

消化性溃疡忌食产气食物

在人们喜欢使用的一些杂粮食物中，特别应提到芋头及板栗，这些都是极易在胃肠中产气的食物。多吃这些食物往往会引起胃肠胀气，如果一顿饭同时吃几种产气食物，会引起胃肠胀气，严重者胀痛难忍。尤其是芋头含有一种特殊的"气化酶"，能在胃肠中产酸、产气，许多正常人食用后也多有胃肠不适，更何况消化性溃疡患者。消化性溃疡患者有意无意将这些产气食物搬上餐桌，即使每种只吃有限的一部分，但进入胃肠后，这些丰富的淀粉、糖类、纤维素外加高脂肪的肉食，经肠道细菌充分发酵后，便会引起胃肠胀气、嗳气、烧心、反酸、腹痛等症状，以致加重病情。所以消化性溃疡患者还是以忌食产气食物为宜。

消化性溃疡忌食难消化食物

溃疡患者不要吃花生、瓜子及油炸坚硬不易消化食品，因这类食物会摩擦溃疡面，加剧疼痛。为了消化这些坚硬食物，胃黏膜会增加胃酸的分泌，增加溃疡病发作的机会。尤其是在溃疡病活动期，要绝对避免食用坚硬、粗糙和含纤维素较多的食物，如油炸食品、芹菜、竹笋、韭菜以及酸甜水果等。这些食物不仅增加了胃肠负担，而且直接刺激溃疡面，引起疼痛，甚至诱发溃疡出血和穿孔等严重并发症。

消化性溃疡忌食辛辣食物

辛辣食物一般是指辣椒、鲜姜、葱、蒜、花椒等具有一定刺激性的食物。患有消化性溃疡的人食用辛辣食物会加重病变程度，并可能造成出血等并发症，所以应该禁忌食用，更不可过量食用。当然辛辣食物少量食用有开胃、助消化的作用，用辛辣食物做调味品，比如花椒、胡椒、干姜等，在我国是非常普遍的。适量食用辛辣食物，还可以增加胃黏膜血流量，加快胃黏膜代谢，但这些说的都是健康人，并不适合于消化性溃疡的患者。

消化性溃疡饮食方式宜忌

随着人类历史的发展和文化的进步，采用不同的饮食方式调养疾病已成为疾病恢复的一种重要手段。对饮食养生的理性追求和研究，已成为当前研究的一项重要课题。那么消化性溃疡病患者怎样食养才有助恢复健康？其中一项就是要求消化性溃疡患者应该具有基本的科学饮食方式。消化性溃疡患者科学进食养生方式涉及进食时间的掌握，进食过程中的动作、速度、情绪、环境及食后保健措施等内容。

消化性溃疡患者宜分餐而食

李婶患胃溃疡多年未愈，退休后她到女儿家居住，但不久女儿、女婿也先后不同程度地患上了胃溃疡。后来有医生告诉她，这有可能是她与家人共用碗筷导致幽门螺杆菌交叉感染造成的，因为幽门螺杆菌具有一定的传染性。

现代流行病学调查也证实，幽门螺杆菌在人群中的感染率可高达50%以上，而家庭感染传播又是幽门螺杆菌的重要感染途径之一。所以我们很多人生活中共用饭碗、筷子和菜盘的习惯使得溃疡病在家庭成员中易于交叉感染，其发病率要远高于分餐制的欧美国家。因此，医学专家建议，家庭成员共同吃饭时应采用分餐制，而不要共用餐具，提倡个人专碗专筷，这是有效防治幽门螺杆菌交叉感染溃疡病的一个重要措施。

🌳 消化性溃疡患者忌食过热过冷食物

溃疡患者的饮食应凉温适中，过热的食物进入胃中，可使胃内的血管扩张，诱发溃疡出血；过冷的食物进入胃内，会导致胃肠收缩、痉挛，加重疼痛。因此，过冷和过热的食品都应禁忌。另外，在溃疡病初期，应忌食肉汤、鸡汤和甜羹等，因为这些食物可促使胃酸分泌过多，对溃疡愈合不利。

🌳 消化性溃疡患者宜定时进食

一日三餐，食之有时，脾胃适应了这种进食规律，到时候便会做好消化食物的准备。好吃零食的人，到了该吃饭的时候，常会没有饥饿感，勉强塞进些食品，也不觉有何滋味，而且难以消化。人们每餐进食应有较为固定的时间，这样才可以保证消化、吸收正常地进行，各消化器官的作

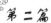
用能够协调配合。对于消化性溃疡患者更应强调定时进餐，每餐进食要有一个基本定量。吃得太饱会使胃负担过重；吃得过少，食物不能充分中和胃酸，有可能引起溃疡受胃酸刺激而疼痛。

消化性溃疡患者宜细嚼慢咽

现代医学研究不仅证实细嚼慢咽能帮助人的消化，而且证明人们咀嚼食物产生的唾液，具有很强的消毒能力，能使食物中的致癌物质的作用失灵。食物进入口内，细嚼30秒以上，可达到最佳效果。在咀嚼时，不要单侧咀嚼。单侧咀嚼天长日久会造成下颌骨单侧肥大，对侧的牙床也会萎缩。因此，要养成双侧咀嚼的习惯。消化性溃疡患者细嚼慢咽可以减轻胃肠负担。对食物充分咀嚼次数愈多，随之分泌的唾液也愈多，对胃黏膜越有保护作用。

消化性溃疡患者食物烹调宜忌

消化性溃疡患者的食物宜用煮、熬、蒸、汆、烩等，忌用油煎炸食物；避免食用过硬、过甜、过酸、过冷、过热、辛辣及高纤维食物。油煎或油炸的食物或生

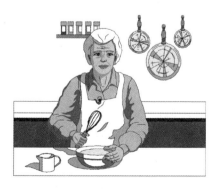

冷、过硬、过热的食物不仅不易消化，而且还会促使胃酸过度分泌，直接损伤溃疡面。而刺激性的调味品如辣椒、咖喱，过量的食盐、酱油、香料以及醋、酸等，均可刺激溃疡和胃黏膜，增加胃液酸度，所以也应尽量避免食用。除极少数蔬菜外，不要生食食物，因为这样不但无益于消化吸收，而且不利于对许多营养素的吸收。

🌳 消化性溃疡出血患者的饮食宜忌

溃疡病严重或有少量胃、十二指肠出血时，应以流质饮食为宜，如面糊、米粥等。但要忌食肉汤、鸡汤和甜食，因为它们能促使胃酸分泌，对溃疡的愈合不利。具体可参考以下配方：

胃、十二指肠少量出血的或出血刚停的患者，可使用营养粥，每日 6～8 餐。

胃、十二指肠出血已停止的患者，流质饮食，每日 6 餐，除营养粥外，可增加蒸蛋、豆腐脑。藕粉等以咸食为主，忌用浓肉汤及过甜食物。

病情稳定及食欲较好者，以半流质食物为主，每日6餐，主食3餐定量，另增加3餐点心。可用肉末细面条、烩馒头、虾仁粥、氽鱼丸、开水泡蛋；忌用绿叶蔬菜、大块肉。

用于病情稳定逐渐康复的患者，以软而易消化食物为主，每日 5 餐，主食 3 餐，增加 2 次点心。可用软米饭、肉丸、肉末、猪肝、菜泥等，忌用纤维多及油炸的食物。

由溃疡病引起的消化道出血，是否需要禁食要根据病情而定，不能一概而论。对于病情较轻、出血量小的病人来说，是不需要禁食的。但对于大量出血、幽门梗阻、呕吐频繁及出现失血性休克的患者是应该禁食的。

消化性溃疡患者宜吃面食

有相当多的消化性溃疡患者都有这样的体会，平时吃面比吃米胃部舒适。这是为什么呢？民间"胃不好多吃面"的说法是有一定道理的。一般来说，面食要比大米做成的食物更好消化一些，这是因为两者虽然同属淀粉类食物，但所含的淀粉构造不一样，导致消化的结果不一样。尤其是发面食品，对胃酸多的人来说，应该多吃一些，因为发面时所用的苏打属于碱性，可以中和过多的胃酸。南方喜欢吃米饭的人，如果胃不好的话，可以尽量将饭做得软一些，越硬的米饭越不好消化。还应该尽量少吃糯米做成的食物，因其不利于消化。

宜于消化性溃疡的粥疗方

中医认为"脾胃为后天之本，气血化生之源"。若脾胃虚弱，则中气虚羸，就不能充分摄取食物，吸收营养，久而久之，必致羸瘦体弱，所以中医治病格外重视顾护脾胃之气。在推测疾病的愈后时，也一贯认为"脾胃无损，诸可无虑"，如果"胃气一散，百药难施"，说明脾胃功能的强弱对疾病的预后起着重要的作用。对于消化性溃疡患者也是如此，而保健粥疗法正是以补益胃气，顾护脾胃为重点，以祛邪治病为己任。可以说防治消化性溃疡的保健粥具有其他方法无可比拟的优势。首先，保健粥将药物与米同煮，可以调节口味，能做到香甜可口，无论男女老少皆可服用；其次，粥为平常食用之品，可以与多种药物灵活组合，既不受疗程限制，又没有毒副作用。所以消化性溃疡患者可以长期对症食用以下食疗处方。

良姜粥

【配料】高良姜15克，粳米100克。

【制法】用水750毫升煎高良姜，煎至500毫升，去渣，入粳米，文火熬煮至米熟烂成粥。

【用法】早餐食用。

【功效】散寒止痛，健脾和胃。适用于消化性溃疡脾胃虚寒型之胃脘隐痛或冷痛，胃脘部喜温喜按，呕恶，大便溏薄等。

【配料】鸡蛋壳（连衣）3个，糯米、香油、盐、味精适量。

【制法】蛋壳加水煎汁去渣。糯米洗净加水煮至熟烂，加入蛋壳汁、香油、盐、味精调匀即成。

【用法】早餐食用。

【功效】补中益气，止酸和胃。适用于消化性溃疡胃脘隐痛，反酸作呕，神疲乏力，大便不实等。

【配料】鲜红薯250克，粳米100～150克，白糖适量。

【制法】将红薯洗净切成小块，加水与粳米同煮稀粥，待粥成时加入白糖适量，再煮5分钟即可。

【用法】可早晚食用。

【功效】补益脾胃。适用于消化性溃疡胃痛已久，多在饭前或夜间发作，食后痛减，痛时喜按，蜷缩则舒，面色少华，神疲乏力，少气懒言等。适用于维生素A缺乏症、夜盲症、大便带血、便秘、月经不调等患者。《药谱》称："红薯粥，益气厚肠胃耐饥。"需要指出的是，红薯粥虽好，但不宜过多食用。

扁豆佛手粥

【配料】白扁豆60克（鲜者加倍），佛手15克，粳米60克。

【制法】将佛手加水煎汤，去渣后再加入扁豆、粳米煮成粥。

【用法】早晚食用。

【功效】健脾益胃，清利湿热。适用于脾虚湿热所致的老年消化性溃疡。

茉莉花粥

【配料】茉莉花3～5克，粳米60克，白糖适量。

【制法】茉莉花加水煮开后捞出，入粳米煮成粥，加白糖调食。

【用法】酌情食用5～7天。

【功效】适用于脾虚肝郁所致的老年消化性溃疡。

【配料】茶叶 15 克，粳米 100 克，白糖适量。

【制法】取茶叶先煮 15 分钟，去茶叶，取浓汁约 500 毫升加入粳米、白糖，再加入水 400 毫升左右，同煮为粥。

【用法】早晚食用。

【功效】化痰消食，利尿消肿，益气提神。适用于急慢性痢疾、肠炎。

【禁忌】茶叶有提神兴奋作用，所以睡前不宜食，茶叶含鞣质，习惯性便秘者不宜食。产妇哺乳期忌食。

【配料】人参 3～5 克（或党参 15～20 克），白茯苓 20 克，生姜 3～5 克，红薯半斤，粳米 100 克。

【制法】先将人参、生姜切为薄片，把茯苓捣碎，浸泡半小时，煎取二次汁，再将一二煎药汁合并，分早晚两次同红薯（切成薄片）、粳米煮粥服食。

【用法】早晚食用。

【功效】此粥适用于脾胃虚弱患者，对脾胃不足所致的消化吸收功能减退，有很好作用。

【配料】新鲜精羊肉100克，粳米50克。

【制法】新鲜精羊肉洗净，切成肉块，同粳米适量煮粥。

【用法】早、晚随量食用。

【功效】具有益气血、补虚损的作用。羊肉历来被当作冬季进补的重要食品之一。寒冬常吃羊肉可益气补虚，促进血液循环，增强御寒能力。羊肉还可增加消化酶，保护胃壁，帮助消化。

【配料】茴香粉10克，粳米100克，白萝卜50克，芥菜末10克，猪油25克，熟牛肉50克。

【制法】油入锅烧熟，下牛肉、白萝卜煸炒，再加水、粳米烧开，煮成粥，调入茴香、盐、味精，最后撒上芥菜末即可。

【用法】早晚空腹食用。

【功效】温阳散寒，理气止痛。用于胃寒呕吐，脘腹冷痛，对于虚寒性消化溃疡有一定的疗效。

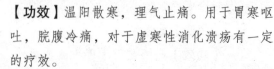

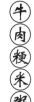

【配料】牛肉50克，粳米、香菇各100克，山药30克。

【制法】将牛肉煮熟切成薄片，山药切片，香菇切条，粳米洗净，共煮粥，待熟后，调入葱、姜、盐、味精等调味服食。

【用法】早晚食用。

【功效】补脾益气。主要用于脾胃虚弱所致的上腹疼痛，对于消化性溃疡有一定的食疗作用。

【配料】米饭110克，土豆50克，盐少许。

【制法】土豆去皮，切成6～7毫米厚的扇形，洗净，与米饭一起入锅，加2杯水，后改为小火煮20分钟，用盐调味。

【用法】早晚空腹食用。

【功效】适用于胃溃疡康复。

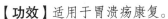

【配料】牛肉 100 克，粳米 100 克。

【制法】取牛肉切薄片与粳米煮粥食。

【用法】早晚服食。

【功效】养胃益脾、补气生血。牛肉含蛋白质极丰富，含人体所需之各种氨基酸，对机体补益大。牛肉粥对于气血不足之体弱畏寒、筋骨酸软或气虚自汗、盗汗等症治疗效果均好。

特别提醒

　　牛肉是中国人的第二大肉类食品，仅次于猪肉，味道鲜美，受人喜爱，享有"肉中骄子"的美称，为中老年人经常食用的肉食品之一，也向来被中医视为食疗佳品。牛肉营养价值很高，含有丰富的蛋白质、脂肪、糖类、钙、维生素 B、烟酸。牛肉中的蛋白质氨基酸组成比猪肉更接近人体需要，能提高机体抗病能力，对生长发育及手术后、病后调养的人在补充失血、修复组织等方面特别适宜。寒冬食牛肉，有暖胃作用，为寒冬补益佳品。牛肉有安中益气，补脾胃，壮腰膝，止消渴及唾涎等功能。李时珍说："牛肉补气，与黄芪同功。""肉者，胃之药也。熟而为液，无形之物也。故能由肠胃而透肌肤、毛窍、爪甲、无所不到。"可见牛肉作为消化性溃疡的选用食物是有一定道理的。

 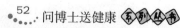

消化性溃疡粥疗法的宜忌

保健粥是中医治疗学的方法之一。它是以中医理论为基础，按照中医处方的原则，根据药物、食物的性能进行选配而组合的。保健粥的主要功能是以药物的属性来纠正脏腑功能的偏性，以米粥来补中养胃、矫正药物的不良反应，并协同药物发挥应有的作用，达到增强机体抗病能力的目的。但保健粥防治消化性溃疡还须注意以下宜忌。

消化性溃疡患者宜辨证施粥

消化性溃疡患者使用保健粥调养宜在中医辨证论治、整体施食的理论指导下，将药和食物相结合，合理配伍组成膳食。因为食物和药物一样是禀受天地阴阳之气而生，两者均具有性、味、升降浮沉、归经，也称为药性和食性。因药性食性不同，作用也就各异。消化性溃疡患者在施粥前应根据自身的病症、体质和所处的环境、生活习惯以及季节的不同，正确的辨证，选药组方或选食配粥，做到"组药有方，方必依法，定法有理，理必有据"。只有这样才能达到调养的目的。

消化性溃疡患者煮粥宜用粳米

粳米俗称大米，性味平，味甘，具有补中益气、健脾养胃的功效，适宜一切体虚之人及常人食用，尤其适宜消化性溃疡患者煮粥调养食用。粳米含有大量碳水化合物，约为79％，是热量的主要来源。粳米中的蛋白质虽然只占7％，但因吃量大，所以仍然是蛋白质的重要来源。粳米所含人体必需氨基酸也比较全面，还含有脂肪、钙、磷、铁及B族维生素等多种营养成分。粳米在保健上主要是做成粥，中医认为浓稠的粳米粥可以代替人参汤，用以治疗虚证。这是因为米粥营养丰富，又容易消化，便于吸收，所以以米粥作为配合药疗的调养珍品。可以说经常食用米粥，是最简便的食养之法。

🌳 消化性溃疡患者煮粥慎用糯米

糯米又叫江米，是大米的一种，常被用来包粽子或熬粥。中医认为糯米味甘、性温，能够补养人体正气，吃了后会周身发热，起到御寒、滋补的作用，所以糯米熬粥最适合在冬天食用。糯米的主要功能是温补脾胃，所以一些脾胃气虚、常常腹泻的人喝了糯米粥能起到很好的治疗效果。对脾胃虚寒、食欲不佳、腹胀腹泻有一定缓解作用，同时也是消化性溃疡患者煮粥除粳米外的主要用料。它还能够缓解气虚所导致的盗汗、妊娠后腰腹坠胀、劳动损伤后气短乏力等症状。由于糯米有收涩作用，对尿频、盗汗有较好的食疗作用。但需要指出的是，糯米黏腻，煮粥时用量不宜过多，而且要较长时间加工，如果有消化性溃疡患者吃糯米煮的保健粥后有腹胀现象，则应将糯米改为粳米。

 消化性溃疡患者小米粥调养宜忌

小米又称粟米。小米粥是健康食品，可单独煮熬，亦可添加大枣、红豆、红薯、莲子、百合等，熬成风味各异的营养品。民间常将小米粥称为"代参汤"。这是因为小米不须精制，它保存了许多维生素和矿物质，小米中的维生素 B_1 是大米的几倍，矿物质含量也高于大米之故。小米因富含维生素 B_1、维生素 B_2 等，具有防止消化不良的功能。中医认为小米有清热解渴、健胃除湿、和胃安眠等功效，可防止反胃、呕吐等。但需要指出的是，小米粥虽好，煮小米熬粥时不宜太稀薄；同时小米蛋白质的氨基酸组成并不理想，赖氨酸过低而亮氨酸又过高，其蛋白质营养价值并不比大米好，所以消化性溃疡患者不能完全以小米为主食，应注意搭配，以免缺乏部分营养素。

宜于消化性溃疡的药茶

药茶是中医的传统治疗方法之一，有着悠久的历史。

药茶是由茶或药物组成，经加工制成具有治疗作用的特殊饮料。它们既可供人们工余、饭后饮用解渴，又可以防治疾病，缓衰抗老。茶饮一般作用持久而缓和，并无呆滞中焦脾胃之弊，还可以减少服药的精神负担，是一种既有汤剂之优点，又无煎药之繁苦的方便剂型，有利于患者的调养和治疗。尤其是那种素有饮茶嗜好的患者，更容易接受。如果经常坚持饮用，辅以其他饮食疗法，可以达到治疗疾病、控制症状的效果。

药茶具有方便、有效、天然、节约的优点，而且既有针对性，又具灵活性，故在临床上运用广泛。经过长期的实践观察，以下药茶方对消化性溃疡有好的辅助治疗效果。

香菜姜糖茶

【配料】香菜10克，生姜10克，红糖15克。

【制法】将香菜放入锅内，加水，放入生姜红糖，煎沸即成。

【用法】代茶饮用。

【功效】健胃消食，疏散风寒，温中止呕。适用于消化性溃疡胃部冷痛、遇冷加剧等症。

特别提醒

　　香菜也就是芫荽，又名胡荽，它的嫩茎和鲜叶有特殊的香味，常被用作菜肴的点缀、提味之品，是人们喜欢食用的佳蔬之一。香菜中含有许多挥发油，其特殊的香气就是挥发油散发出来的。它能祛除肉类的腥膻味，因此在一些菜肴中加些香菜，即能起到祛腥膻、增味道的独特功效。《本草纲目》称"芫荽性味辛温香窜，内通心脾，外达四肢"。在实际生活中它确实具有芳香健胃、祛风解毒之功，能解表治感冒，具有利大肠、利尿等功能，能促进血液循环，老少皆可食用。

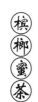

槟榔蜜茶

【配料】槟榔果8克，蜂蜜10克。

【制法】将槟榔果切成薄片（中药店有槟榔片出售），在清水300毫升中浸泡2小时左右；将槟榔片和所浸泡的水入锅，煮沸后打去浮沫，再小火煎煮30分钟，去榔片，取滤液调入蜂蜜即成。

【用法】每日空腹时代茶饮用，上下午各饮1次，每次饮100毫升。

【功效】主治幽门螺杆菌引起的慢性胃炎和胃、十二指肠溃疡。

【配料】鲜土豆100克，生姜10克，鲜橘汁30毫升。

【制法】土豆、生姜榨汁加鲜橘汁调匀，将杯子放入开水中烫温。

【用法】代茶饮用。

【功效】暖胃止呕。适用于消化性溃疡所致的恶心呕吐。

姜橘土豆茶

白菜茶

【配料】小白菜250克，盐少许，白糖适量。

【制法】小白菜洗净剁碎，加盐腌10分钟，用纱布包扎绞汁，加入白糖即成。

【用法】代茶饮用。

【功效】清热，止津，养胃。适用于老年消化性溃疡胃痛较剧，胃中灼热，反酸嘈杂，心烦易怒，口干口苦，便秘等。

四汁蜂蜜茶

【配料】芜菁叶200克,胡萝卜400克,芹菜200克,苹果300克,蜂蜜适量。

【制法】将四种果菜洗净榨汁,加蜂蜜调匀服之。

【用法】代茶饮用。

【功效】和胃止痛,适用于胃及十二指肠溃疡,胃部疼痛。

蛋清豆奶汁

【配料】鲜豆浆,牛奶,白及粉,鸡蛋清1个。

【制法】豆浆和牛奶搅匀煮开,把鸡蛋清打到碗里搅匀,掺入略煮,盛出后加入白及粉调匀就可以喝了。

【用法】代茶饮用。

【功效】治疗早期的胃溃疡。

消化性溃疡患者饮用药茶宜忌

药茶不同于一般的茶饮，须根据消化性溃疡患者的症状，依据药物的性能特点进行配方，按照药茶的浸泡特点进行操作。所以在为消化性溃疡患者提供上述药茶常用方前，宜先征求医生的意见，以提高疗效。

慎重选择药茶

药茶不是万能的，也不是千篇一律的。消化性溃疡患者应根据自己的身体情况和病情，慎重选用药茶方，用量要恰当。体质过差或病情严重者应遵医嘱，合理调整药茶处方。

控制浸泡时间

药茶冲泡或煎煮时间不宜过长。通常以 10 ~ 20 分钟为宜，须长时间煎的应从医嘱。

禁喝隔夜药茶

饮用药茶以当天制作的为妥，一般不隔夜用。禁忌煎好茶，隔数日服，以防药茶变质。

注意饮用时间

滋补药茶宜饭前服，使之充分吸收。对胃肠道有刺激的药茶宜饭后服，以减轻对胃肠刺激。

药茶配料选用

自己配制药茶时，必须选质量好的原料，霉变或不洁者禁用，并应遵照医嘱的要求配方制作。

服药期间禁忌喝药茶

消化性溃疡患者在服用中药期间，禁忌喝药茶。

另外，药茶期间还要忌食生冷、油腻等不易消化或有特殊刺激性食物。如热证忌食辛辣、油腻；寒证忌食生冷；头晕、失眠、烦躁易怒，不宜吃胡椒、辣椒、大蒜，不饮酒和浓茶；疮疡或皮肤病者忌食鱼、虾等。这些对提高疗效，促进早日康复均有裨益。

宜用于消化性溃疡的药酒疗法

药酒是古老而常用的制剂，古人说药酒能"通血脉，厚肠胃，散湿气，消忧解怒"。这是因为酒可以浸出许多水不能浸出的有效成分，是良好的有机溶媒，多数药物的有效成分都可溶解于其中。所以药酒有时比同样的中药煎剂、丸剂作用更佳，在防治消化性溃疡方面更有着好的疗效。药酒防治消化性溃疡在我国已有数千年的历史，在医药史上已处于重要的地位，是祖国医药学的宝贵遗产。下列药酒处方，是理论与实践的总结，如果能正确运用，对于疾病恢复有可能取得好的效果。

佛手酒

【配料】佛手40克，白酒1000毫升。

【制法】佛手洗净，用清水润透后切片，再切成1厘米的方块，待风吹略收水汽后，放入坛或瓶内，然后注入白酒，封口浸泡，隔5天，将坛搅拌或摇动1次，20天后开坛去渣取用。

【用法】每日酌量饮20～30毫升。

【功效】疏肝理气。适用于肝气犯胃型老年胃溃疡，症见胃脘胀满，脘痛如撑，连及胁痛，嗳气吐酸，大便不畅，常因情志不舒而痛，嗳气或矢气后疼痛稍减。

黄狗酒

【配料】小黄狗肉2000克，曲30克，糯米7500克。

【制法】将小黄狗去内脏，洗净，煮烂，连汁和曲、糯米如常法酿酒。

【用法】每日3次，每次空腹饮2～3小杯。

【功效】肾阳虚损之小腹冷痛，胃及十二指肠溃疡。

特别提醒

俗话说："寒冬至，狗肉肥""狗肉滚三滚，神仙站不稳"。民间也有了"吃了狗肉暖烘烘，不用棉被可过冬""喝了狗肉汤，冬天能把棉被当"的俗语。狗肉，味道醇厚，芳香四溢，所以有的地方叫香肉，是冬令进补的佳品。中医历来认为狗肉是一味良好的中药，有补肾、益精、温补、壮阳等功用，能安五脏，补脾益气，温肾助阳，治脾肾虚亏、胸腹胀满、膨胀、水肿、老年体弱、腰痛足冷。由于消化性溃疡患者多属脾胃虚寒之人，所以饮用黄狗酒颇为有益，但不可过量。

青皮核桃酒

【配料】青皮核桃 100 克，白酒 500 毫升。

【制法】青皮核桃洗净，打碎，装入瓶内，加入白酒，密封曝晒 20 天。待酒与核桃均呈黑色，过滤，加入糖浆 120 毫升即成。

【用法】每次服 10 毫升，一日 2 次，或痛时即服。

【功效】解痉止痛。适用于胃及十二指肠溃疡、胃炎等痉挛性腹痛。

消化性溃疡药酒疗法宜忌

　　药酒也是酒的一种，过多饮酒对消化性溃疡患者没有益处，所以消化性溃疡患者饮酒一定要避免过量。药酒的服法一般应根据病情的需要、体质的强弱、年龄的差异、酒量的大小等实际情况调整。一般每次喝 15～30 毫升，酒量小的患者可将药酒按 1∶1～1∶10 的比例与加糖的冷开水混合，再按量服用。有些特殊患者，如消化性溃疡伴有慢性肝肾疾患、高血压、气管炎、肺心病者，要忌用或慎用。药酒在医疗上不同于一般的酒，有规定的疗程，一般病除后，不应再服用。药酒中虽也含有酒精，但服用量少，对人体不会产生有害影响。有一点应注意，选用药酒要对症，不能拿药酒当一般酒饮，有人以为补酒无碍，多喝一点没关系，这种认识是错误的。喝药酒过量不但能醉人，而且会引起不良反应，所以不可滥用。

特别提醒

过去一直认为，酒精可以刺激胃，使胃酸的分泌增多，另外认为酒精可以直接破坏胃黏膜的屏障，而引起黏膜的损伤，并使溃疡的愈合减慢，甚至进一步加重溃疡的病变。但近年来有专家指出，少量饮用白酒可以增加胃黏膜的血流量，有促进溃疡愈合及组织再生的效果。一般认为，正常人中等量的饮酒，不至于引起消化性溃疡。不过，大量饮酒会使原有的溃疡加重或延缓溃疡的愈合，这一点是无疑的，所以对已经诊断明确的消化道溃疡者，应尽量不饮白酒，或少量饮白酒。由此可见适量的药酒对于消化性溃疡患者的治疗是安全的。

消化性溃疡调养宜用的汤羹方

汤羹是以肉、蛋、奶、海味品等原料为主，加入药物经熬煮成较浓稠的汤液。这种汤羹是具有特殊疗效的食品，既有药物汤剂的优点，又无损伤脾胃之弊端，还能补益气血，扶脾益胃。汤羹质地稀软、糜烂，加工时间长，水分多，有利于药物在体内的吸收。汤、羹基本属于同一种烹调方法，区别在于汤大多不勾芡，而羹大多勾芡。在我国大部分地区都有喝汤、羹的习惯。不同的是，有的饭前喝，有的饭后喝。但用于调养的汤羹又不同于一般的汤羹，需要根据消化性溃疡患者的症状和汤羹配料的特点进行操作。以下为消化性溃疡患者提供的汤羹常用方，在使用前最好与自己的病症对照，以提高疗效。经过多年的观察，以下汤羹方宜于绝大多数的溃疡病患者。

橘皮瘦肉汤

【配料】橘皮、生姜各3克，瘦肉100克，食盐少许。

【制法】将瘦肉切丝，与上述药物共同煎汤，至熟后酌加调味品，食肉饮汤。

【用法】喝汤吃肉，佐餐服食。

【功效】健脾暖胃，补中益气。可用于消化性溃疡的食疗。

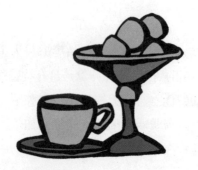

【配料】肉苁蓉30克,水发海参100克,生地黄15克,当归10克,大枣8粒。

【制法】将海参洗净,切片;肉苁蓉、地黄、当归分别洗净。锅入适量清水,放进以上原料,大火烧开后改小火煮半小时,调味即可。

【用法】随量饮用。

【功效】具有补肝肾、润汤通便之功效。适应于消化性溃疡属于肝肾两虚者,症见大便干结,状如羊屎,多日才大便一次,腰酸耳鸣,头晕眼花,神疲乏力,苔薄白等。

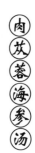

肉苁蓉海参汤

鲤鱼内金姜椒汤

【配料】鲤鱼1条(约250克),鸡内金10克,生姜3片,胡椒1克。

【制法】将鱼去鳞及内脏,洗净后与各味一起放入锅中煮汤,调味。

【用法】喝汤吃肉,佐餐服食。

【功效】益脾暖胃。用于脾胃虚寒所致的胃炎、胃及十二指肠溃疡等。

【配料】羊肉 250 克，胡椒、高良姜、荜茇、生姜、陈皮各 3 克，食盐少许。

【制法】将羊肉洗净切块，余药布包，加水同炖煮，至羊肉熟烂后，去药渣，调味。

【用法】食肉饮汤，随量食用。

【功效】益脾暖胃，补益中气。可用于虚寒性消化溃疡的食疗。

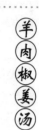

羊肉椒姜汤

萝卜羊肉汤

【配料】羊肉 500 克，萝卜 1000 克，陈皮、料酒 15 克，葱、姜、盐、味精等。

【制法】将萝卜洗净，去皮切成块状，羊肉洗净切成条或块，陈皮洗净，姜洗净拍破，葱洗净切成节。把羊肉、陈皮放入锅内用武火烧开，撇去浮沫，改用小火煮半小时，再加入萝卜、姜、葱、料酒、盐，炖至萝卜熟透，加少许味精即可。这样炖出来的羊肉清香味淡。

【用法】喝汤吃肉，佐餐服食。

【功效】且有温中益气之功效，可用于消化性溃疡的食疗。

【配料】豆浆、饴糖适量。

【用法】豆浆中加入饴糖，每天清晨饮用。

【功效】健脾益胃。对于胃、十二指肠溃疡有较好的食疗效果。

【配料】生姜30克，橘皮10克，胡椒3克，鲫鱼1条。

【制法】将生姜、橘皮、胡椒用纱布包扎后，塞入去鳞腮内脏之鱼腹内，加水适量，小火煨熟，加食盐少许。

【用法】空腹喝汤吃鱼。

【功效】益脾暖胃。可用于脾胃虚寒所致的胃炎、胃及十二指肠溃疡等虚寒病症的食疗。

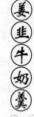

【配料】韭菜250克，生姜25克，牛奶250克（或奶粉2汤匙，加水适量）。

【制法】将韭菜、生姜切碎，捣烂，以洁净纱布绞取汁液，倾入锅内，再加牛奶，加热煮沸。

【用法】每日早晚趁热服。

【功效】温胃健脾。适用于胃寒型胃溃疡、慢性胃炎、胃脘痛、呕吐等。

【配料】乌贼骨30克，浙贝母10克，田螺肉150克，蜂蜜100克。

【制法】将乌贼骨、浙贝母研成极细末；将田螺放清水中养3天，吐尽泥沙，捞出在沸水中煮10分钟，去壳取净肉；将田螺肉放入砂锅，加水1000毫升，小火煨至烂熟，加乌贼骨、浙贝粉、蜂蜜调匀即成。

【用法】每次空腹吃下30～60毫升，上、下午各1次。

【功效】主治胃及十二指肠溃疡、胃酸过多者。方中乌贼骨含碳酸钙，可中和胃酸；浙贝母清热散结，可抑制幽门螺杆菌；田螺富含胶质，吃后形成膜，保护溃疡面；蜂蜜协助杀菌制酸。药食配合，对消化性溃疡有很好的疗效。

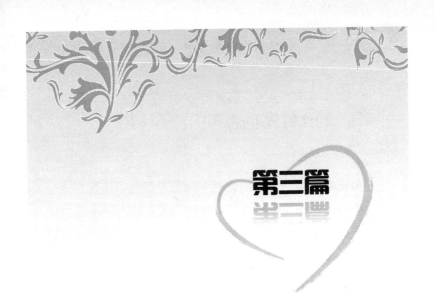

第三篇

消化性溃疡患者营养素补充宜忌

消化性溃疡患者的营养宝塔

与正常人群一样，消化性溃疡患者膳食中须含有蛋白质、脂肪、糖类、维生素、矿物质、水和膳食纤维等人体必需的营养素，且保持各营养素之间的平衡，避免缺乏或过剩。而任何一种天然食物都不能提供人体所需的一切营养素，所以食物多样化是保证营养素平衡的必要条件。为此消化性溃疡患者宜按以下食物营养宝塔配食，方能有利于疾病的尽快恢复。

第一层：谷类，包括米、面、杂粮。主要提供碳水化合物、蛋白质、膳食纤维及 B 族维生素。它们是膳食中能量的主要来源。每人每天要摄入 350 ~ 500 克。

第二层：蔬菜和水果，主要提供膳食纤维、矿物质和维生素。蔬菜和水果各有特点，不能完全相互替代，不可只吃水果不吃蔬菜或者相反。一般来说，红、绿、黄等深色蔬菜和深色水果含营养素比较丰富，所以应多选用深色蔬菜和水果。每天应摄入蔬菜 400 ~ 500 克，水果 100 ~ 200 克。

第三层：鱼、虾、肉、蛋（肉类包括畜肉、禽肉及内脏）类，主要提供优质蛋白质、脂肪、矿物质、维生素 A 和 B

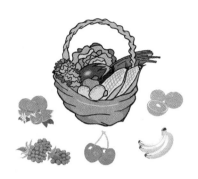

族维生素。它们彼此间营养素含量有所区别。每天应摄入150 ~ 200 克。

第四层：奶类和豆类食物。奶类包括酸牛奶等，除含丰富的优质蛋白质和维生素外，含钙量较高，且利用率也高，是天然钙质的极好来源。豆类含丰富的优质蛋白质、不饱和脂肪酸、钙及维生素 B_1、维生素 B_2 等。每天应饮鲜酸奶250 ~ 500 克，摄入豆类 50 ~ 100 克。

第五层（塔尖）：油脂类，包括动物油和植物油等。植物油主要提供能量，还可提供维生素 E 和必需脂肪酸，但每天食用量不要超过 25 克。

消化性溃疡患者饮水宜忌

水是生命之源，是维持机体正常功能活动的必需物质，这个结论没有人怀疑。但具体来说水有什么生理功能呢？这可能没有多少人能全回答得上来。医学专家说：水参与人体细胞的构成，参与生化反应，有止渴、镇静、稀释血液、散热、润滑、利尿、运送营养等功能。每天我们该怎样喝水呢？科学的饮水原则应该是保持体内水的代谢平衡，要多喝水，喝健康水，而且还要强调健康饮水，即科学饮水。消化性溃疡患者在饮水时应注意以下几点。

消化性溃疡患者忌喝冰冻冷饮

在高温季节，冰冻冷饮是许多人解渴的首选，但消化性溃疡患者不宜喝冰冻冷饮。因为喝冰冻冷饮容易引起胃黏膜血管收缩，影响消化，刺激胃肠，使胃肠的蠕动加快，甚至引起肠痉挛，导致腹痛、腹泻。夏天，正常人在空腹的情况下大量喝冰冻冷饮，尤其是带甜味的冷饮，胃病也会不请自来。对于老年人来讲，尤其是有消化性溃疡和其他慢性胃部疾病的人，喝冰冻冷饮除了引起胃部不适，可能还会引起胃痉挛，引发胃部疼痛，加重病情等。因此，患有消化性溃疡的人一定不能喝冰冻冷饮。

消化性溃疡患者忌喝老化水

老化水俗称"死水"，现在一般指长时间贮存的水。医学专家指出：水的衰老速度很快。水分子是长链状结构的，如果不经常受到强烈撞击，这种链状结构就会不断扩大和延伸，变成老化水。从而，水的传输载体作用被大大削弱，水的活力明显降低，而且，还会升高致癌物质亚硝酸盐的量。常饮老化水，对未成年人来说，会使细胞的新陈代谢明显减慢，影响身体生长发育；对中老年人则会加速衰老。许多地方消化性溃疡、食道癌、胃癌的发病率之所以较高，据研究认为可能与长期饮用老化水有关。有关资料也表明，城镇居民饮用的桶装水也不宜贮存过长。所以不论是什么桶装水，开启使用后的储存期都不宜超过 3 天，未开启的水一般存放不要超过 10 天，以免饮用老化水影响健康。专家建议，饮用水最好当天提取，当天饮用。人们应当合理、理智地选用水，切忌盲目地跟着感觉走。对桶装水想用则用，不用则长期存放的做法是不对的。

消化性溃疡患者就餐喝水宜忌

消化性溃疡患者吃饭时不要大量饮水。如果饭前大量饮水会冲淡胃液，影响消化。饭后，食物已占据了胃的大部分空间，如果再大量饮水的话，不仅会冲淡消化液，使消化能力大大降低，而且还会因为饮水过多而增加胃、心脏和肾脏的负担。有人可能会说，饭前不可大量喝水，边吃边喝总可以吧？其实边吃饭边喝水也不好，因为当人在吃饭时，消化腺会分泌唾液、胃液等消化液帮助消化食物，如果这时喝水就会把消化液冲淡，影响食物消化。所以，在饭前、饭后和饭中，消化性溃疡患者都不要大量喝水或喝饮料。科学的饮水方法是：在餐前 30 ~ 60 分钟喝适量（大半杯）的水或汤汁，如菜汤、骨头汤或西红柿汤、橙汁等含酸汤水，这样既有利于刺激食欲、促进消化液分泌，又可以补充维生素、矿物质等营养物质。而在吃饭过程中和吃饭后，喝水的量则应控制，以免影响食物的消化。

消化性溃疡患者宜补的维生素

　　维生素是人体不可缺少的一种营养素，是"维持生命的营养素"。从基本的生物化学概念看来，它们是这样的一类有机物：在人体内的含量很小，但生理作用很大，因为它们参与人体物质与能量代谢，调节广泛的生理与生化过程，从而维持了人体正常的生理活动。因此，有人把维生素称作"生命催化剂"。但它与我们熟悉的三大营养物质（蛋白质、脂肪、糖类）不同，其本身既不是构成人体组织器官的成分，也不能为人体提供能量，它主要参与人体内的生理调节过程。目前被公认的人体必需的维生素有14种。这些维生素的结构复杂，理化性质和生理功能各不相同，因此，很难用传统的化学结构和功能来分类。通常按其溶解性分为两大类。

（1）脂溶性维生素：主要包括维生素 A、维生素 D、维生素 E、维生素 K。其在人体肠道内的吸收与脂肪有密切的关系，吸收后可在体内储存，过量则又容易中毒。

（2）水溶性维生素：维生素 B_1、维生素 B_2、泛酸、维生素 PP、维生素 B_6、硫辛酸、叶酸、维生素 B_{12}、维生素 C。这些水溶性维生素极易为机体吸收，组织达到饱和后，多余的随尿排出，一般不会造成中毒。

消化性溃疡患者宜补维生素 A

维生素 A 是人类生长发育所必需的一种营养物，它有多方面的生理功能。其中有维持上皮细胞正常功能的作用，如果缺乏维生素 A，会发生许多疾病，如角膜溃疡、肾盂肾炎、膀胱炎、肺炎、结肠炎、胆囊炎等。胃黏膜上皮的正常功能亦与维生素 A 有关。

特别提醒

据推测，动物性食物如肝类、肉类、蛋类和奶类中，维生素 A 含量甚丰，植物性食物中并不含维生素 A，而含胡萝卜素，人体摄入后，在肝脏中转化为维生素 A，蔬菜水果如胡萝卜、芹菜、番茄、苋菜、桃子、柿子等均含丰富的胡萝卜素。常进食这些食物，有助于补充维生素 A，从而起到防病保健的作用。

消化性溃疡患者宜补维生素E

维生素E是一种良好的天然脂溶性维生素，在体内可保护易被氧化的物质，减少过氧化脂质的生成。有研究表明，溃疡病患者胃黏膜抵抗力差与脂肪过氧化作用紊乱有关。维生素E可起调节脂肪氧化、清除氧自由基的作用，而保护细胞不受氧化剂的损害。同时，大量的维生素E又可促进毛细血管和小血管增生，并改善周围血液循环，增加组织中氧的供应，从而给溃疡面愈合创造良好的营养条件。此外，尚可抑制幽门螺杆菌的生长，使溃疡病愈合后的复发率降低。曾有研究显示，应用维生素E治疗胃溃疡有效率达89.6%，其效果与用雷尼替丁治疗（83.8%）相仿。治疗中，仅有少数病人出现腹胀、头晕等轻度不良反应，均不影响继续治疗。可见维生素E是一种价格低廉、不良反应小、疗效可靠、复发率低的溃疡病治疗药物。在维生素E治疗初期，适当加用解痉止痛剂，可以更好地缓解溃疡病的疼痛症状。

消化性溃疡患者宜补维生素C

国外科学家的一项研究显示，血清高维生素C水平可降低幽门螺杆菌（Hp）感染率，因此可预防幽门螺杆菌（Hp）所致的消化性溃疡和胃癌。之所以如此，是因为维生素C参与体内抗体、胶原形成和组织修补。维生素C能增强机体免疫力，预防和治疗急、慢性传染病或其他疾病，如感冒、尿路感染、过滤性病毒和细菌感染等；有利于创伤愈合，病后恢复。

所以营养学家建议消化性溃疡患者宜食富含维生素 C 的蔬菜（如番茄、菜花、绿叶菜）和水果（如柑、桔、柠檬、枣、山楂、猕猴桃）。其中含量最多的就是红甜椒和甜浆果，其次是猕猴桃、草莓。

消化性溃疡患者补充矿物质宜忌

矿物质又称无机盐。人体所含各种元素中，除碳、氢、氧、氮主要以有机化合物形式存在外，其他各种元素无论含量多少统称为矿物质。营养学家说，矿物质在人体中仅占 3.5%，但它在生命过程中起的作用却是不可估量的。宇宙间的一切物质，无论是有生命的，还是无生命的，都是由元素参与构成的，尤其是矿物质，它在人生命过程中起着重要作用，参与人体组织构成和功能形成，是人体生命活动的物质基础。矿物质与有机

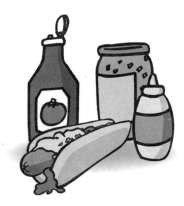

营养素不同，它们既不能在人体内合成，除排泄外也不能在体内代谢过程中消失。所以科学家说从生命诞生的第一天起，人体中就形成和溶解参与新陈代谢的各种矿物质，它会伴随我们每个人度过一生，也就是说矿物质是人体不可缺少的。人体内约有50多种矿物质，我们经常提起的人体所需的矿物质有钙、镁、钠、钾、磷、硫、氯、铁、铜、锌、硒等，而这些矿物质的功能各不相同，在人体内有不同的作用。

消化性溃疡患者宜补锌

锌能增加组织创伤的修复再生能力，维持胃肠道的完整性，促进溃疡愈合。对胃液的分泌有一定的抑制作用，有抗溃疡作用。人体许多酶需要锌的参与才能发挥作用，并且与蛋白质的合成和分解也有密切关系。近年来许多研究证明，锌剂对于消化性溃疡的愈合有明显作用。锌在自然界广泛存在，但主要存在于水产及肉类食物中，这是因为一般含蛋白质较高的食物其含锌量都较高，豆类如黄豆、绿豆和赤豆及坚果类中亦含有一定量的锌。

消化性溃疡患者宜补硒

硒能维持胃黏膜的完整性和稳定性。有研究认为消化性溃疡患者血清硒明显下降，硒化合物含量下降，造成有细胞毒性的过氧化脂质蓄积，在局部引起炎症坏死、血黏度升高等一系列微循环障碍和血流变方面异常改变。缺硒还可抑制免疫功能，减弱机体抵抗力，最终导致溃疡病的发作。所以有人主张消化性溃疡患者宜食含硒丰富的食物。含硒丰富的食物主要有芝麻和小麦胚芽，蛋类含量也不少，其他如动物的内脏及海产品中的小虾、大红虾、龙虾、沙丁鱼和金枪鱼等硒含量也可观，大蒜、蘑菇、芦笋等含硒也较丰富。

消化性溃疡患者宜补铜

铜虽然在体内的含量微乎其微，但是它产生的许多生化反应却显示出惊人的催化本领。它可增强人体免疫力，促进人体对铁和维生素 C 的吸收，对新陈代谢起着重要作用。另外，铜还能促进胃黏膜分泌黏液，加强胃黏膜屏障，对消化性溃疡起到辅助治疗作用。许多天然食物中含有丰富的铜，如坚果类（核桃、腰果），豆类（蚕豆、豌豆），谷类（小麦、黑麦）及蔬菜等；动物的肝脏、肉类及鱼类也含有一定数量的铜。

消化性溃疡患者食用脂肪宜忌

脂类是脂肪、类脂的总称。我们在饮食中摄取的脂肪，其实包括油和脂两类。一般把常温下是液体的称作油，如菜籽油、大豆油、花生油等，而把常温下是固体的称作脂，如羊油、牛油、猪油等。并不是所有的植物脂肪都是油，如椰子油就是脂；并不是所有的动物脂肪都是脂，如鱼油便是油。在结构上脂肪是由甘油和脂肪酸组成的三酰甘油，其中甘油的分子比较简单，而脂肪酸的种类和长短却不相同。因此脂肪的性质和特点主要取决于脂肪酸。自然界有40多种脂肪酸，不同食物中的脂肪所含有的脂肪酸种类和含量不一样。三酰甘油在食物中占脂肪的98%。脂肪不分为有益和无益，只要适量吸取，所有养分都是人体需要的。

消化性溃疡患者宜摄入适量的脂肪

近年的生理学研究已证实，糖、蛋白质、脂肪三大营养素中，脂肪抑制胃酸的能力最强。饱餐一顿高脂饮食，往往会延长饥饿的时间，其原因在于脂肪食物进入小肠后，可刺激肠壁产生肠抑胃素，通过血液循环抵达胃部，抑制多种酶的释放，减慢对食物的消化，从而减轻了胃部溃疡面的伤害。从这一点来说，消化性溃疡患者可适当食用易消化的脂肪食品，但不宜长期过多食用，以防高脂血症。

消化性溃疡患者宜吃植物油

现代医学研究证实，人体自身产生的前列腺素具有刺激胃黏膜的形成和调节胃液酸度的功能，对胃黏膜起保护作用。胃炎、胃溃疡、胃排空迟缓等病的发生与发展，均与体内前列腺素合成的减少有关。生理学家研究证实，十二指肠黏膜可利用亚油酸转化产生前列腺素。当此类不饱和脂肪酸从胃内进入十二指肠后，可使前列腺素分泌在数分钟内升高数千倍。为此，医学专家及营养学家认为，一般人，尤其是消化性溃疡患者摄入的脂肪应以植物油为主，这样有益于保持血液中前列腺素的正常水平和防止其不同成分的比例失调。这对减少胃病的发生与促进消化性溃疡患者的康复，都有很重要的作用。

消化性溃疡患者食用糖类宜忌

糖的概念有广义和狭义之分。广义的糖包括单糖、双糖和多糖类，其中有有甜味的糖和没有甜味的淀粉，平常我们吃的主食如馒头、米饭、面包等都属于广义的糖类物质；狭义的糖是指精制后的白糖、红糖、冰糖和糖浆等。在营养学上广义的糖和蛋白质、脂肪一起被喻为人体最主要的三大营养素。糖不可以多吃，尤其是心、脑血管病患者或老年人。我国人民的饮食结构是以米、面为主食，这类食物中含有大量淀粉，是人体糖类营养素的主要来源。

这些淀粉经消化以后即可转化为人体需要的葡萄糖。

消化性溃疡患者摄入糖类应适量

在副食供应充足的情况下，主食摄入量要求不高。如果是从事轻体力劳动的年轻男性，一般每天摄入主食约500克，女性300 ~ 400克；老年男性300 ~ 400克，女性250 ~ 300克，就可满足一天对糖类化合物的需求。但一天糖类化合物的摄入不能少于150克（3两），更不能一点糖类化合物都不吃。在没有糖类化合物摄入的情况下，机体将以大量的脂肪氧化产热，脂肪代谢产物酮体可能会在体内积累，造成人体酮中毒。所以消化性溃疡患者每天糖类化合物的摄入应适量。

消化性溃疡患者忌食物中膳食纤维不足

20世纪70年代前的营养学中没有"膳食纤维"这个词，而只有"粗纤维"。粗纤维曾被认为是对人体不起营养作用的一种非营养成分。然而通过近20多年来的研究，发现

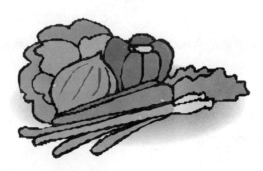

并认识到这种"非营养素"与人体健康密切相关，它能刺激肠的蠕动，促进消化、吸收和排便，并在预防人体的某些疾病方面起着重要的作用。同时也认识到这种"非营养素"的概念已不适用，因而将"粗纤维"一词废弃，改为"膳食纤维"。

　　具体来讲，膳食纤维属于糖类物质的范畴。医学研究发现，食物中纤维素不足也是引起溃疡病的原因之一。有人对溃疡患者随访，发现饮食富含纤维素的，胃溃疡复发率为45%，饮食过分细软者，胃溃疡复发率为80%。同时细软食物在口腔中咀嚼时间较少，未能使唾液充分分泌。而唾液不仅能帮助消化，还有中和胃酸、提高胃黏膜的屏障作用。

消化性溃疡患者食用蛋白质宜忌

　　蛋白质是组成人体细胞的基本成分，约占人体全部重量的18%，体内所有组织和细胞都含有蛋白质，而且体内所有的代谢活动也都离不开蛋白质，一些激素、抗体、血浆蛋白等具有重要生理功能的物质，本质都是蛋白质或多肽。蛋白质的基本组成单位是氨基酸，与人体有关的氨基酸有20多种，各种蛋白质的氨基酸组成和数量不同。因此，形成了成千上万种蛋白质。倘若蛋白质缺乏，人体的正常

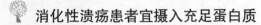
代谢活动就变得异常，造成身体各方面功能的下降。

🌳 消化性溃疡患者宜摄入充足蛋白质

吃是根本，特别是消化性溃疡患者，为使受伤黏膜再生，就有必要充分摄取蛋白质，因为人体是由蛋白质构成的，胃黏膜、黏液、各种酶的主要成分为各种蛋白质，营养充足方能改善全身状况，促进溃疡愈合。具体到每日蛋白质的食用量，医生建议患有消化性溃疡的人每天每千克体重不少于1克，应选用易消化的蛋白质食品，如牛奶、鸡蛋、豆浆、豆腐、鸡肉、鱼肉、瘦肉等。而选择蛋白质含量多的食品，不仅可确保必要的蛋白质，又不给胃增加负担。

🌳 消化性溃疡患者宜喝蛋白质粉

目前，市场上各种品牌的蛋白质粉十分走俏。蛋白质粉以健康、营养的特色吸引了广大消费者，成为人们探亲访友、孝敬父母的新宠。但令人担心的是，消费者对蛋白质粉的知识多源于广告和产品说明，因而存在一定的片面性甚至误解。那么，蛋白质粉对消化性溃疡患者有无作用呢？蛋白质粉能帮助身体制造肌肉、血液、皮肤和其他各身体器官组织，由新组织替代坏掉的组织，向细胞输送各种营养素，调节体内水分的平衡，为免疫系统制造对抗细菌和感染的抗体，帮助伤口血液凝结及愈合等。在体内制造酶，有助将食物转化为能量。由此可见消化性溃疡患者可以适量食用蛋白质粉以促进溃疡的愈合。

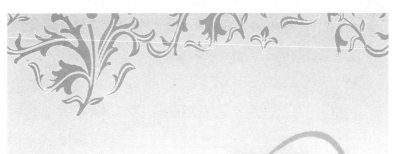

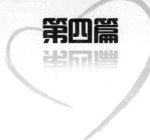

第四篇

消化性溃疡患者运动宜忌

宜于防治消化性溃疡的运动疗法

运动疗法是一种以运动作为治疗手段的独特的医疗方法。它以医学和体育科学为理论，根据疾病的特点和患者体质情况，选用合适的动静结合的运动方法，采取适当的运动量，从而达到治疗疾病和强身健体的目的。运动疗法不仅有积极的锻炼意义，还有增强精神因素的作用，但需要患者积极主动地参与并认真坚持才能取得相应的效果，这是其他治疗方法无可比拟的。运动疗法作为一种全身的治疗，通过肌肉关节运动对局部组织器官起到锻炼作用，同时也对全身脏器产生积极的影响，促进疾病的痊愈，加快功能恢复。运动疗法对于消化性溃疡的积极作用体现为

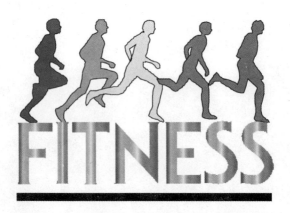

如下几个方面。

 运动增强消化系统的功能

运动疗法对消化系统具有良好的影响。一般的运动锻炼，可以增强消化系统的功能，使胃肠道蠕动加强，促进消化液的分泌，加强胃肠的消化和吸收功能。运动锻炼还可以增加呼吸的深度与频率，促使膈肌上下移动和腹肌较大幅度地活动，从而对胃肠道起到较好的按摩作用，可改善胃肠道的血液循环，有利于保持胃肠道黏膜的完整性，加强胃肠道黏膜的防御机制，这对于促进消化性溃疡的愈合具有重要意义。此外，适宜的运动锻炼可以使机体内脏器官的血液循环加快，不仅可改善胃肠道的功能，还可以调节肝脏、胰腺等消化器官的功能。

 运动调节神经系统的作用

机体的生理功能是由中枢神经系统调节控制和维持的，中枢神经系统的功能，尤其是大脑皮质的功能，与本体感受器和外感受器的传入神经冲动的刺激调节有关。人体患病后活动减退，各种感受器的传入神经冲动减少，于是大脑皮质对自主神经中枢的调节作用减弱，全身的生理功能也相应降低。运动疗法可以通过肌肉关节的活动，增强本体感受刺激传入大脑，可以提高大脑皮质的协调性和灵活性，使兴奋与抑制得到新的平衡，从而改善大脑皮质对自

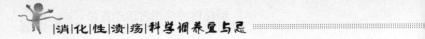

主神经系统的调节作用，调节内脏的功能，有助于促进消化性溃疡的康复愈合。

 # 消化性溃疡患者运动宜忌

消化性溃疡患者在进行体育锻炼时要遵循"持之以恒，量力而行，循序渐进"的原则。具体而言，应包括以下几方面。

消化性溃疡患者运动宜循序渐进

消化性溃疡患者在运动锻炼中应注意运动量由小到大，循序渐进，每天 1～2 次，每次不超过 30 分钟，避免运动过度。随着患者机体健康状况的改善，运动量可逐渐加大，达到应有的运动强度后，应立即维持在此水平上并坚持锻炼，严禁无限制加大或突然加大运动量，以免发生意外状况。

消化性溃疡患者运动宜整体与局部相结合

消化性溃疡患者的运动疗法，要注意全身运动与局部运动相结合，才能取得较好的康复保健作用。一般以全身运动为主，同时注意配合一些适当的按摩治疗，可能对改善胃肠道的血液循环有一定作用，有助于促进溃疡的愈合。

消化性溃疡患者运动宜持之以恒

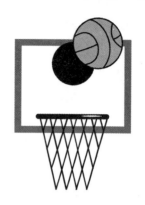

运动疗法对消化性溃疡的康复保健具有一定的作用，但非一日之功，只有长期坚持，才能取得预期的效果。因为机体的神经系统、内脏器官及肢体功能的完善，身体体质的增强，是要通过长期适当运动量的刺激和强化，才能获得的。通常，消化性溃疡的症状消失较快，但溃疡愈合需要一定时间。中老年消化性溃疡患者如果能坚持运动，不但会减轻消化性溃疡的症状，而且能达到防止疾病复发的目的。

消化性溃疡患者运动宜把握心率

消化性溃疡患者锻炼时最好是根据运动时的最高脉搏数（最高心率）来掌握最大运动量。最大运动量因人而异。

一般健康者，或虽有慢性病但体力尚好者，运动用于保持良好的心功能，预防心脏病。运动时最高心率（次/分）=（按年龄预计的最高心率－静息时心率）×60％＋静息时心率。

例如：一个健康和体力中等，年龄48岁的人，其静息时心率每分钟75次，按上述公式计算，则跑步时最高心率应为：（178-75）×60%+75=137。

慢性病患者，心肺功能稍差，长跑只是为了一般健身，跑步时最高心率（次/分）=170-年龄。据此，48岁的患者跑步时最高心率应为170-48=122。

必须强调，所谓运动时最高心率，只供参考，不必机械地追求。运动量的大小，要根据个人病情、锻炼基础等具体情况而定，同时要结合自我感觉灵活掌握，不要拘泥于上述的要求。一般人在长跑后自觉身体舒适，精力充沛，食欲增加，睡眠良好，即表示运动量合适。

消化性溃疡患者宜有固定的运动时间及次数

消化性溃疡患者体育运动时间要固定，空腹运动易发生低血糖，餐后立即运动影响消化吸收，一般在餐后1小时运动较合适，因为此时血糖较高，运动时不易发生低血糖。运动强度也要相对固定。每日30～60分钟，每周4～6次。运动要有规律，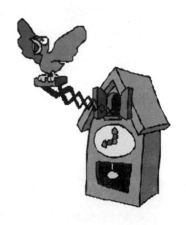切忌不规律地运动，如以降低糖代谢为目的，每周运动不得少于3次；需要减轻体重者，应使运动频率增加至每周5次以上。

消化性溃疡患者宜选的运动项目

适合消化性溃疡患者康复的运动种类和方法有：太极拳、医疗体操、慢跑、散步、舞蹈、游泳、娱乐性球类等。一些耐力训练和有氧运动如快走、跑步、骑自行车、游泳等对消化性溃疡都有防治作用。

🌳 舞 蹈

舞蹈是有节奏的全身运动，具有疏筋活络、流通气血、滑利关节、改善机体功能等作用。千姿百态的舞姿及其伴奏乐曲的结合，不但令舞蹈者心情舒畅，而且可使观舞者精神愉悦。现在在我国的一些大中城市，每天早晨有相当多的中老年人采用舞蹈疗法，既锻炼了身体，又起到了防病治病的作用。而消化性溃疡患者如果能根据自己的爱好及理解能力选择相应舞蹈锻炼，对疾病恢复大有好处。本疗法对舞蹈艺术要求不高，人人可行，

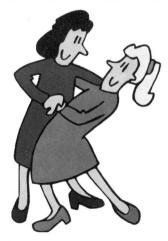

关键在于参与，融治疗于娱乐之间，形式多样，内容丰富，趣味性强，有病可治，无病可防，使疗效于不经意之中实现，是一种易于广泛开展的防病治病方法。

🌳 慢　跑

　　慢跑是一项方便灵活的锻炼方法，老幼咸宜，已日益成为人们健身防病的手段之一。跑步能促进新陈代谢，消耗大量血糖，改善脂质代谢，减少脂肪存积，预防动脉硬化，故坚持跑步是治疗消化性溃疡和肥胖病的一个有效"药方"。生命在于运动，人越是锻炼，身体对外界的适应能力就越强，越能增强体质，延年益寿。

　　消化性溃疡患者慢跑应该严格掌握运动量。决定运动量的因素有距离、速度、间歇时间、每天练习次数、每周练习天数等。开始跑步煅炼的体弱者可以进行短距离慢跑，从 50 米开始，逐渐增至 100 米、150 米、200 米。速度一般为 100 米／40 秒~ 100 米／30 秒。其后，可采取：

　　（1）慢速长跑：是一种典型的健身跑，距离从 1000 米开始。适应后，每周或每 2 周增加 1000 米，一般可增至 3000 ~ 6000 米，速度可掌握在 6 ~ 8 分钟跑 1000 米。

　　（2）跑行锻炼：跑 30 秒，步行 60 秒，以减轻心脏负担，这样反复跑行 20 ~ 30 次，总时间 30 ~ 45 分钟。这种跑行锻炼适用于心肺功能较差者。

短距离慢跑和跑行练习可每天 1 次或隔天 1 次；年龄稍大的可每隔 2 ～ 3 天跑 1 次，每次 20 ～ 30 分钟。跑的脚步最好能配合自己的呼吸，可向前跑二三步吸气，再跑二三步后呼气。跑步时，两臂以前后并稍向外摆动比较舒适，上半身稍向前倾，尽量放松全身肌肉，一般以脚尖着地为好。

散　步

　　散步是指闲散、从容地行走。俗话说得好："没事常散步，不用进药铺"。散步是我国的传统健身方法之一，历代许多养生家们都认为"百练不如散步"。散步健身对各种年龄的人皆适用，特别是对于年龄较大的消化性溃疡患者来说帮助更大。因为他们的身体条件较差，肌肉软弱无力，关节迟钝不灵活，采用这种简单、轻快、柔和的方

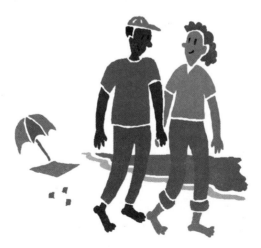

式进行锻炼，就更相宜。散步时可平稳而有节律地加快、加深呼吸，既满足了肌肉运动时对氧供给的需要，又对呼吸系统进行了锻炼。尤其是膈肌活动的幅度增加，可增强消化腺的功能；腹壁肌肉的运动，对胃肠起按摩作用，有助于食物消化和吸收，也可防治便秘。散步可以缓和神经肌肉的紧张而收到镇静的效果。

特别提醒

走路是打开智囊的钥匙。走路能使身体逐渐发热，加速血液循环，使大脑的供氧量得到增加，成为智力劳动的良好催化剂。血液循环加快产生的热量，可以提高思维能力。消化性溃疡患者到户外新鲜空气处散步，可使原来十分紧张的大脑皮质细胞不再紧张，得到积极休息，从而提高工作效率。

🌳 消化性溃疡患者的散步要领

消化性溃疡患者散步前，全身应自然放松，调匀呼吸，然后再从容起步。若身体拘束紧张，动作必僵滞而不协调，影响肌肉和关节的活动，达不到锻炼的目的。在散步时，步履宜轻松，状如闲庭信步，周身气血方可调达平和，百脉流通。散步时宜从容和缓，不要匆忙，百事不思。这样，悠闲的情绪，愉快的心情，不仅能提高散步的兴趣，也是散步养生的一个重要方面。散步须注意循序渐进,量力而为,做到形劳而不倦,否则大多耗气伤形,达不到散步的目的。另外还要注意散步的步态和散步的时段。

散步的步态有三种:

(1)快步:每分钟约行120步左右。久久行之,能兴奋大脑,振奋精神,使下肢矫健有力。但快步并不等于疾走,只是比缓步的步履速度稍快点。

(2)缓步:每分钟约行70步左右。可使人稳定情绪,消除疲劳,亦有健脾胃、助消化之作用。这种方式的散步对于年老体弱者尤为适用。

(3)逍遥步:是一种走走停停、快慢相间的散步,因其自由随便,故称之为逍遥步。对于病后需要康复者非常有益。

最宜散步的时段有四个:

(1)食后散步:古人说:"饭后食物停胃,必缓行数百步,散其气以输于脾,则磨胃而易腐化。"说明饭后半小时或1小时散步能健脾消食,延年益寿。

(2)清晨散步:早晨起床后,或在庭院之中,或在林阴大道等空气清新、四周宁静之地散步。但要注意气候变化,适当增减衣服。另外,春季的清晨进行散步是适应时令的最好运动处方,因为春天是万物争荣的季节,人亦应随春生之势而动。

(3)睡前散步:古人云:"每夜欲睡时,绕室行千步,始就枕。"这是因为"善行则身劳,劳则思息"。

（4）午后散步:在午睡之后,下午 4 时左右散步,为其适宜的时段。此时的消化系统、呼吸系统、心血管系统都适于进行运动煅炼,对于老年人的散步更为适宜。

跳 绳

跳绳花样繁多,可简可繁,随时可做,一学就会,特别适宜在气温较低的季节作为健身运动,而且对女性尤为适宜。从运动量来说,持续跳绳 10 分钟,与慢跑 30 分钟或跳健身舞 20 分钟相差无几,可谓耗时少、耗能大的有氧运动。跳绳可使人体各个器官和肌肉以及神经系统同时受到锻炼和发展,所以患消化性溃疡的人跳绳不仅可以预防肥胖、失眠等症状。同时,医学专家认为,跳绳还可以训练人的弹跳、速度、平衡、耐力和爆发力,培养准确性、灵活性、协调性,以及顽强的意志和奋发向上的精神。 跳绳可以预防诸如糖尿病、关节炎、肥胖症、骨质疏松、高血压、肌肉萎缩、高血脂、失眠症、抑郁症、围绝经期综合征等多种症病,对加速消化性溃疡的痊愈有着重要的作用。但需要指出的是,在跳绳时还必须掌握科学的方法,并且在运动前须咨询医生。

跳绳起跳和落地都要用脚尖,同时脚尖和脚跟需用力协调,防止扭伤。切记不能用脚后跟着地,否则长时间跳跃会损伤脚踝和脊柱等。膝盖要微曲,这样可以缓和膝盖和脚踝与地面接触时的冲撞，防止受伤，最重要的是避免跳起后两脚往前伸。跳绳时不必跳得过高，以能让绳子通过为宜。当跃起时，不要极度弯曲身体，要成为自然弯曲的姿势。跳时，呼吸要自然有节奏。只要你能掌握跳绳的技巧，微曲膝盖，用脚尖和脚掌着地，就能降低对身体的冲击。

特别提醒

跳绳主要要求手腕用力。有的跳绳后出现手臂酸痛，是因为小臂随着绳子甩动的缘故。跳绳时两手心不可朝上，尽量向下或者相对。手心朝下更能发力。另外，两手臂要自然下垂，不可向两侧张开，而放在身体前侧（向后跳时两手略往后靠），不离开身体。这样能把手臂的力量全都集中于手腕爆发出去。手臂张开容易泄力，手心向上没法发力。因此跳绳要从基本动作开始，双臂往里收，身体挺直但尽量放松，两眼直视前方。

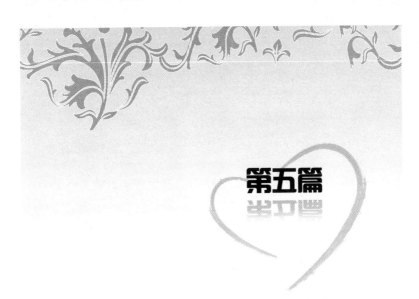

第五篇

消化性溃疡患者生活宜忌

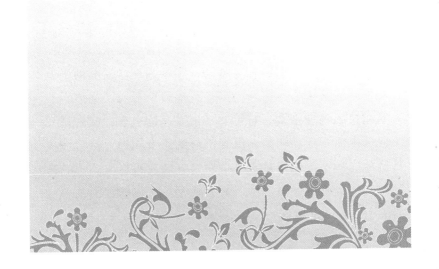

消化性溃疡患者房事宜忌

消化性溃疡本身对男女性功能并无直接影响。但如果疼痛剧烈、持续，反复黑便导致贫血、营养不良者，会因体力不足、组织缺氧、情绪压抑的缘故，导致性功能暂时减退。另外，消化性溃疡患者由于腹痛，经常需要服用普鲁本辛（丙胺太林）、颠茄、胃疡平（溴甲阿托品）等解痉镇痛药，这些抗胆碱药也会影响性功能。消化性溃疡患者房事需要注意以下几点。

消化性溃疡患者性生活宜适度

合理、适度的性生活不会加重消化性溃疡病情，在全身状况尚可、有性的要求时，可以进行适度的性生活。适度的性生活还有益于消化性溃疡患者，因这类患者的性格多趋内向，情绪容易激动，和谐的性生活有助于调节情绪，平衡心态。然而当症状比较明显时，如果不节制而过多的性活动，有可能延迟溃疡的愈合，或者诱发溃疡出血。症状明显、反复出血的患者在性生活方面应避免之，不要勉强从事，待病情好转后再恢复不迟。在性交姿势方面，体弱的一方宜取下位，以防体力消耗过多引发性功能障碍。

消化性溃疡患者忌接吻

近年来的医学实践已经证实，消化性溃疡是可以传染的，"肇事元凶"则是"幽门螺杆菌"。幽门螺杆菌可经男女接吻到达胃黏膜，经数周或数月引发慢性、浅表性胃炎，数年或数十年后发展成为十二指肠溃疡、胃溃疡、淋巴增生性胃淋巴瘤、慢性萎缩性胃炎等，而后者是导致胃癌最危险的因素。专家认为，幽门螺杆菌感染使患胃癌的危险增加了 2.7 ~ 12 倍，如果没有幽门螺杆菌感染，至少有 35% ~ 89% 的胃癌不会发生。

 # 消化性溃疡患者睡眠宜忌

睡眠不足可能引发消化性溃疡。所以要促进消化性溃疡的恢复和防止消化性溃疡的发生，就需要足够的睡眠。睡眠时间存在着明显个体差异。但总体上，应以醒来全身舒适、疲劳消除、精力恢复为准，并根据季节进行有规律的调节：春夏迟睡早起，秋时早睡早起，冬日早睡迟起，并以坐卧假寐、午睡、闭目养神等弥补有效睡眠时间的不

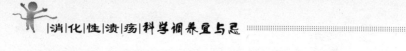

足。消化性溃疡患者由于胃部不适，用中医的话就是说"胃不和则卧不安"，所以睡眠保健法的关键是防止失眠，促使人安然入睡。

消化性溃疡患者衣着宜忌

　　合体和适时的衣着可以达到保健强身的功用。比如秋天气温多变，易感染肠道细菌而造成胃肠功能紊乱和腹泻频发。天气逐渐转凉还会使人出现身体上的种种不适，特别是一些消化性溃疡患者，秋凉的刺激会使之复发，重症还会引起出血等并发症，同时秋季也是慢性胃炎复发的高峰期。因此，此类患者穿衣就应顺乎时令，保护好肠胃。科学地安排衣食住行，才能避免天气变化对人体健康的影响。

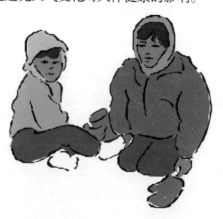

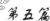
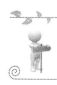

消化性溃疡患者洗浴宜忌

现代医学研究认为，一般淡水浴的治疗作用主要为温度刺激；而药水浴则以化学刺激为主，温度其次；淋浴则主要为机械性刺激，温度刺激为次。水疗法根据所采用的温度、水中所含物质成分及治疗方式不同，可产生镇静、催眠、兴奋、发汗、退热、利尿、抗炎、止痛、促进吸收、促进新陈代谢、运动机体等作用。

各种水疗法主要作用于皮肤，亦可作用于一些体腔黏膜，通过神经和体液反射而致局部、节段性或全身性反射作用。水疗按其作用方式不同可对体内各系统产生强弱不等的反应，其中神经系统和心血管系统对水疗的反应最敏感。

消化性溃疡患者宜温水沐浴

温水沐浴不仅可洁身除垢，而且可疏通气血，促进机体新陈代谢，防病治疾。一般沐浴30分钟左右为宜，水温取39～50℃左右。温水沐浴对中老年人确实是很好的保健方法，有许多患有

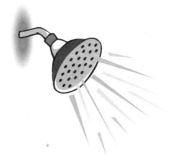

慢性疾病的中老年人就是由于经常用温水沐浴法，摆脱了疾病的困扰。

消化性溃疡患者睡前宜热水洗脚

古代对热水洗脚与健康和催眠作用就有认识。陆游在他82岁时，有诗云："老人不复事农桑，点数鸡啄亦未忘，洗脚上床真一快，稚孙渐长解晓汤。"那么，为什么睡前洗脚具有健身作用呢？

传统医学认为人体的疾病的产生，都是脏腑功能失调后反映出来的阴阳偏衰或偏盛的结果。用热水洗脚，刺激脚部穴位，可起到促进气血运行、舒筋活络、颐养五脏六腑，使人体阴阳恢复平衡的作用，因而具有祛病健身的功效。现代医学认为人的脚掌上密布着许多血管，用热水洗脚能

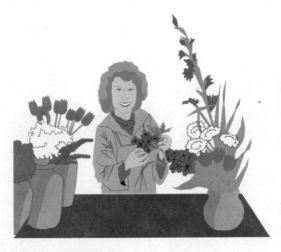

使脚部毛细血管扩张，血液循环加快，促进脚部新陈代谢。热水有温和的刺激作用，由于脚掌上无数神经末梢与大脑紧密相连，刺激脚上的神经，可对大脑皮质产生作用，使人感到舒适轻松，还可有效地消除一天的疲劳。但这种热水洗脚健身法有一定的法则，洗脚水温以 42～45℃，暖和舒适为宜，要边洗边加热水以保持水温，洗 1 次约 15 分钟。出盆后用干毛巾轻快地搓擦按摩脚趾和掌心，只有这样才能起到健身祛疾的作用。

消化性溃疡患者睡前忌冷水洗脚

脚是血管分支的最末梢部位，脂肪层薄，保温性差，脚底皮肤温度是全身温度最低的部位。消化性溃疡患者如常用凉水洗脚，会使脚部进一步受凉遇寒，再通过神经的传导而引起全身一系列的复杂病理反应，最终可能病情加重或导致各种疾病缠身。还有一个原因是：如果用凉水洗脚，会使正常运转的血管组织剧烈收缩，有可能导致血管舒张功能失调，诱发胃肠疾病。

消化性溃疡患者心理调节宜忌

心理因素是导致消化性溃疡发生的重要因素之一。

精神紧张、情绪激动或过分忧虑都会对大脑皮质产生不良的刺激，使得下丘脑中枢的调节作用减弱，引起植物神经功能紊乱，不利于食物的消化和溃疡的愈合。保持轻松愉快的心境，是治愈消化性溃疡的关键。因消化性溃疡愈合慢，易复发，所以病程较长，可持续数年、数十年甚至终生。在漫长的病程中，尽管多数患者的症状不严重，以及病理改变也可以有自然缓解和较长时间的相对稳定期，但慢性疾病所致的精神压力，尤其是害怕癌变的心理，常影响疾病的转归。因此，除饮食和药物调养外，心理调养至关重要。消化性溃疡患者的心理调养，主要在于自我调适。自我调适的成功与否，关系到消化性溃疡病情的转归。所以消化性溃疡患者要遵循以下几条自我心理调适原则。

消化性溃疡患者宜调整工作状态

心理－社会因素可以影响胃肠道疾病的发生和发展，反过来，胃肠道疾病同样也可以影响患者的心理状态。当躯体遭受疾病的煎熬时，可以从身体内部刺激大脑皮质，通过下丘脑影响植物神经和内分泌系统，引起一系列情绪反应和行为反应。所以当上班族发现自己有上述胃肠道疾病的时候，就要既"看好病，吃好药"，同时也要反思自己的工作生活状态，看一看是否是过于紧张。如果确实工作压力过大，就要考虑调整工作状态。否则，吃多少药，效果也难以保证。

消化性溃疡患者宜调节情绪

现代医学证实，胃、十二指肠溃疡，溃疡性结肠炎，过敏性结肠炎等胃肠疾病与情绪密切相关。良好的情绪，如快乐、向上、满足等会使胃肠保持良好的功能状态，使胃肠疾病明显减少。要保持轻松、愉快的良好状态，就要学会调节恐惧、激动、焦虑、抑郁、悲伤、失望等不良情绪。情绪的调节包括以下方面：

（1）改善心理素质：包括提高对人自身的认识，提高对客观世界的认识和提高对人和客观世界关系的认识。

（2）提高修养：培养高尚的情操，树立广泛的兴趣，汲取知识，增长才干，使情感丰富、理性化，保持良好的稳定状态。

总之，激怒时要疏导、平静；过喜时要收敛、抑制；忧愁时宜释放、自解；思虑时应分散、消遣；悲伤时要转移、娱乐；恐惧时寻支持、帮助；惊慌时要镇定、沉着。情绪锻炼好，心理健康了，再加上身体健康，这才算一个真正健康的人。

消化性溃疡患者忌压力过大

工作、生活处于繁忙状况，精神长期过度紧张，过度的心理压力已成为导致消化性溃疡的重要原因。简单地说，抑郁、悲伤、沮丧可使胃黏膜苍白，胃液分泌减少；愤怒、紧张、厌恶、惊慌、憎恨、激动、应激可引起胃液分泌增加，胃酸和胃蛋白酶持续增多。从而引发消化性溃疡。而以上的种种情绪都是忙碌的上班族经常要遇到的情绪状态。事业上飞黄腾达，激动；工作业绩一落千丈，沮丧；单位突然加班，应激；加班过于频繁，厌恶；缺少同事理解，抑郁等。从社会职业分析，驾驶员、外科医生、教师、编辑、记者、翻译、导游等消化性溃疡的发病率较高，这与他们工作环境紧张、压力过大有着密切的联系。此外，如丧偶、离异、失业、买房、购车、装修等因素，亦可导致迷走神经兴奋，胃液酸度增高，引起溃疡病。所以，无论是从预防还是治疗的角度来看，消化性溃疡患者都应避免过大的压力，或是能够及时排解压力。

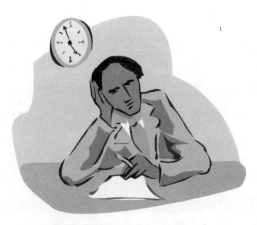

消化性溃疡患者忌郁而不发

利用倾诉和交谈或其他方法进行感情宣泄，心理学上称为"发泄疗法"。悲哀是一种消极情绪，最易损伤人之神气。古人曾说："不如人意常八九，如人之意一二分。"一般来说，人的一生处于逆境的时间大大多于顺境的时间。即使是历史上的帝王将相，现代生活中的富豪、名人，都无法摆脱各自的忧伤和烦恼，更何况常人，生活中的悲郁之情，更是不胜其数。中医学认为，"百病皆生于气"。如果郁结的不良情绪是暂时的，机体很快可以恢复正常。但如果不良情绪过分强烈或持久，就可能造成脏腑功能失调，而引起多种身心性疾病，比如消化性溃疡。现代研究也证实，持久的不良情绪，特别是表现为烦恼、忧郁、悲伤的情绪，如果长期得不到发泄，可通过神经、内分泌系统影响机体的免疫功能，

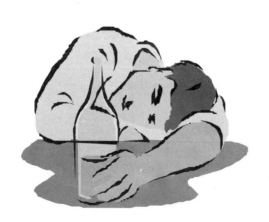

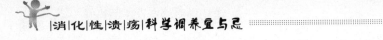

使人体对细菌、病毒及肿瘤细胞的抵抗力下降，消化系统功能紊乱，引起消化性溃疡。一般说来，解除悲郁的最好方法是及时发泄，发泄能使人从苦恼郁结的消极心理中得以解脱，尽快恢复心理平衡。

文化娱乐宜于消化性溃疡治疗

文化娱乐是人心理调节的重要途径，通过这一途径治疗疾病，在古代就有记载。音乐娱乐对情绪不稳、血压升高、冠心病、消化性溃疡、失眠、忧虑和焦躁等有很好效果。应用得当，长期坚持，自有益处。患者根据爱好与身体状况选择娱乐活动项目，如唱歌、跳舞、下棋、打牌、听音乐、写诗、绘画、弹琴等，通过这些娱乐活动，增进人际关系，调整不良的心理状态，增加生活情趣，陶冶性情，消除紧张忧虑，有助于改善消化性溃疡的症状。

宜常吟诗咏词

吟诗咏词不仅是人生的艺术享受，而且益于身心健康，能起到防治疾病的作用。 从生理方面来说，吟诗咏词者要肌体舒展，站立姿势，腹部呼吸，准确发音，如此反复进行着，达到吐故纳新的目的。从心理方面来说，通过吟诗咏词，可以放松情绪，抛弃俗念，集中注意力，进入诗词的美妙境界，从而获得陶醉，使机体分泌出有益的激素、神经传导递质等，促进血液的循环、神经细胞的兴奋和脏器的代谢活动，有益身心健康。吟诗咏词可以使人开襟散怀，荡气回肠，情绪振奋，心旷神怡，使大脑的兴奋与抑制达到相对平衡，将神经细胞调节到最佳状态，有益身心健康。

宜常赏画

赏画治病的例子颇多。例如隋炀帝欣赏《梅熟季节满园春》，使烦躁症不药而愈；南北朝鄱阳王后妃见到《鄱阳王调情图》而消除了丧夫忧郁症等等。医学心理学研究表明，观画是欣赏艺术，也是审美活动，它必然引起患者的想象，而想象则能调节交感神经系统，直接促进一些有益健康的激素、酶和神

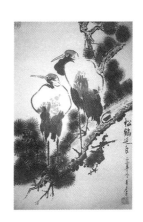

经传导递质等活性，起到调节血液流量、增加免疫功能的作用，进而促进病体痊愈。

宜常钓鱼

垂钓是一种行之有效的自我精神疗法。垂钓何以能疗疾呢？首先在垂钓之处，草木葱茏，可散发出氧气、负离子、

杀菌素和芳香物质，有益大脑健康，增强记忆力，对哮喘、肺气肿、高血压、失眠、消化性溃疡等身心疾病有很好的治疗作用。此外，静心等候，类似于气功中的静坐，可使气血阴阳归于平衡。而当鱼儿欲上钩时，全神贯注，凝神静气，严阵以待，一旦鱼儿上钩，欢快轻松之情溢于言表，从而达到内无思虑之患，外无形疲之忧的养生境界。此种境界能冲淡人们精神上的忧虑，患者处于这种精神状态中，必然有利于疾病的医治和病情的好转。

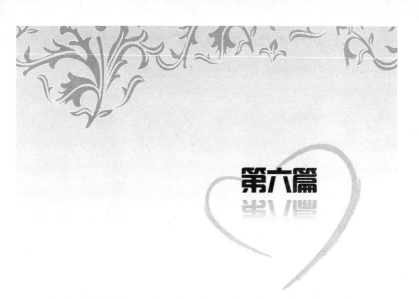

第六篇

消化性溃疡患者自疗宜忌

消化性溃疡患者艾灸自疗宜忌

艾灸疗法是使用艾绒制成的艾炷、艾卷，点燃后在身体相应的穴位上施行熏灸，以温热性刺激，通过经络腧穴的作用，以达到治病防病目的的一种方法。艾灸产生于我国远古时代，因为它的作用机制和针疗有相近之处，并且与针疗有相辅相成的治疗作用，通常针、灸并用，故称为针灸。针灸治病在国内外有着深远的影响，但现代人说针灸，多数时候仅指针疗，已经很少包含艾灸的内容。艾灸疗法的适应范围十分广泛，在中国古代是治疗疾病的主要手段。用中医的话说，它有温阳补气、温经通络、消瘀散结、补中益气的作用。它对溃疡病的治疗有独特的疗效，兼之其操作使用方便，易为一般人群所接受，已成为一种消化性溃疡患者喜爱的治疗方法。

消化性溃疡宜用间接灸

间接灸是用药物将艾炷与施灸腧穴部位的皮肤隔开而进行施灸的方法，如生姜间隔灸、隔盐灸等。

（1）隔姜灸：是用鲜姜切成长径大约 2 ~ 3 厘米、厚约 0.2 ~ 0.3 厘米的薄片，中间以针刺数孔，然后将姜片置于应灸的腧穴部位或患处，再将艾炷放在姜片上点燃施灸。当艾炷燃尽，再易炷施灸。以使皮肤红润不起疱为度。常用于因寒而致的呕吐、腹痛、腹泻及风寒痹痛等。

（2）隔蒜灸：用鲜大蒜头，切成厚0.2～0.3厘米的薄片，中间以针刺数孔，置于应灸腧穴或患处，然后将艾炷放在蒜片上，点燃施灸。待艾炷燃尽，易炷再灸，直至灸完规定的炷数。此法多用于治疗瘰疬、肺结核及初起的肿疡等症。

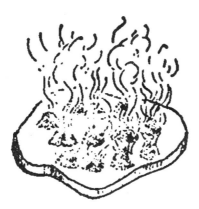

隔姜、隔蒜灸示意图

🌳 消化性溃疡宜用艾卷施灸

艾卷又称艾条。艾条灸是取纯净细软的艾绒24克，平铺在26厘米长、20厘米宽的细草纸上，将其卷成直径约1.5厘米圆柱形的艾卷，要求卷紧，外裹以质地柔软疏松而又

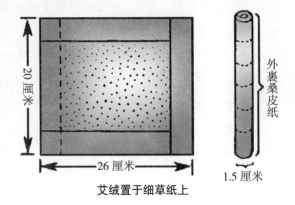

20厘米

26厘米

外裹桑皮纸

1.5厘米

艾绒置于细草纸上

坚韧的桑皮纸，用胶水或浆糊封口而成。也有每条艾绒中渗入肉桂、干姜、丁香、独活、细辛、白芷、雄黄各等分的细末6克，则成为药条。施灸的方法分温和灸和雀啄灸。

（1）温和灸：施灸时将艾条的一端点燃，对准应灸的腧穴部位或患处，约距皮肤2～3厘米左右，进行熏烤。熏烤使患者局部有温热感而无灼痛为宜，一般每处灸5～7分钟，至皮肤红晕为度。对于昏厥、局部知觉迟钝的患者，医者可将中、食二指分开，置于施灸部位的两侧，这样可以通过医者手指的感觉来测知患者局部的受热程度，以便随时调节施灸的距离，防止烫伤。

（2）雀啄灸：施灸时，将艾条点燃的一端与施灸部位的皮肤之间并不固定在一定距离，而是像鸟雀啄食一样，一上一下活动地施灸。另外也可均匀地上、下或向左右方向移动或作反复地施转施灸。

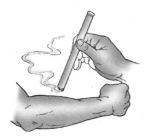

温和灸

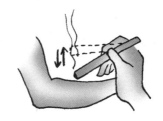

雀啄灸

消化性溃疡艾灸的禁忌

施灸前要与患者讲清灸治的方法及疗程，尤其是瘢痕灸，一定要取得患者的同意与合作。瘢痕灸后，局部要保持清洁，必要时要贴敷料，每天换药1次，直至结痂为止。在施灸前，要将所选穴位用温水或酒精棉球擦洗干净，灸后注意保持局部皮肤适当温度，防止受凉，影响疗效。除瘢痕灸外，在灸治过程中，要注意防止艾火灼伤皮肤，尤其是幼儿患者。如有起疱时，可用酒精消毒后，再用毫针将水疱挑破，涂上碘伏即可。偶有灸后身体不适者，如身热感、头昏、烦躁等，可令患者适当活动身体，饮少量温开水，或针刺合谷、后溪等穴位，可使症状迅速缓解。施灸时注意安全使用火种，防止烧坏衣服、被褥等物。

消化性溃疡患者灸疗宜选的穴位

　　艾灸在国内外实践中已经取得相当好的效果。其之所以能够得到广泛应用，一个重要原因是简便易行，效果明显。灸法比针法还要容易，只熏皮肤，不触及内部组织。保健灸尤其容易，因为取穴不多，便于掌握，只要经过一般医师的指导，或者按图取穴，就可以自己操作，或者家人、朋友互相操作，达到保健的目的。其中关键的问题在于取穴和操作技术。

足三里

　　足三里穴位于膝关节髌骨下，髌骨韧带外侧凹陷中，即外膝眼直下四横指处。足三里穴是"足阳明胃经"的主要穴位之一，它具有调理脾胃、补中益气、通经活络、疏风化湿、扶正祛邪之功能。古今大量的针灸临床实践都证实，足三里是一个能防治多种疾病、强身健体的重要穴位。现代医学研究还证实，艾灸刺激足三里穴，可使胃肠蠕动有力而规律，并能提高多种消化酶的活

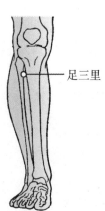

足三里

力，增进食欲，帮助消化，能治疗消化系统的常见病，如胃十二指肠球部溃疡、急性胃炎、胃下垂等，解除急性胃痛的效果尤其明显，对于消化性溃疡所致的呕吐、呃逆、嗳气等，也有辅助治疗作用。

🌳 关　元

　　关元穴位于腹部之正中线上脐下三寸。令患者仰卧，由脐中至耻骨联合上缘折用五寸，在脐下三寸处取穴。用于保健灸最好让医师给患者做好标记，以便患者施灸或家人施灸而万无一失。

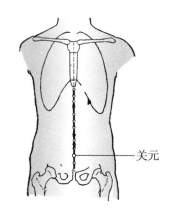

关元

　　中医认为关元为一身之元气所在，属任脉，为手太阳小肠经之募穴，为生化之源，为男性藏精、女性蓄血之处。对于消化性溃疡，慢性胃炎，泌尿生殖系统疾病，如前列腺炎、慢性子宫病、夜尿、遗精、早泄、阳痿、性功能减退、缩阳症、月经不调、痛经、盆腔炎、赤白带、功能性子宫出血、不孕症、子宫下垂、女性阴冷等症有较为明显的治疗与保健作用。对于全身性疾病以及其他系统疾病，如慢性腹痛、腹胀、元气不足、少气乏力、精神不振、中老年亚健康状态都有一定的治疗作用。

三阴交

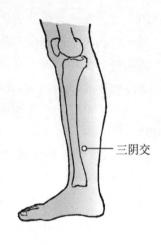

三阴交

三阴交在内踝尖直上约三寸处，胫骨后缘。从内踝至阴陵泉折作十三寸，当内踝正中直上三寸之处取穴。或以本人食、中、无名、小指四指并拢放于内踝尖上基本便是。施灸者最好咨询医师，让其做好标记，以便施灸准确。

中医认为三阴交穴为足三阴经之交会穴，所以有主治肝、脾、肾三个脏的作用。此穴属脾经，有健脾和胃、化湿、疏肝益肾、调经血、主生殖之功效。临床用于治疗消化性溃疡、泌尿、生殖及消化系疾病。对小便不利、膀胱炎、急慢性肾炎、阳痿、遗精、月经不调、痛经、带下、经闭、功能性子宫出血、不孕症、子宫收缩无力等症效果明显。灸三阴交对消化系统、神经系统、心血管系统以及其他系统的诸种疾病都有明显的治疗作用，经常施灸对中老年人有强壮保健作用。

中 脘

本穴为治疗消化系统病症常用穴，位于肚脐直上4寸，即剑突与肚脐之中点。具有健脾益气、消食和胃的功效。

主治胃痛，腹胀，肠鸣，反胃，反酸，呕吐，泄泻，痢疾，黄疸，饮食不化，失眠。现多用于胃炎、胃溃疡、胃下垂、胃痉挛、胃扩张、子宫脱垂等病症的治疗。当然中脘穴也可用发疱灸法（灸疗的另外一种方法）。方法是用大蒜10克捣烂，油纱布2～4层包裹，敷在中

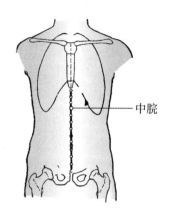

中脘

脘穴上，待局部皮肤发红、起疱，有灼热感时去掉（一般保持2小时），洗净蒜汁，每日一次。此法适用于各种原因引起的腹胀。

　　以上4个穴位对消化性溃疡患者的恢复作用显著，施灸方法简便，容易掌握，患者只要在医师指导下实践一次，即可领会其全部操作要领。

消化性溃疡患者按摩宜忌

　　按摩已有数千年的历史，是一种适应证十分广泛的物理疗法，属中医的外治法范畴。按摩已有数千年的历史。按摩疗法的基本原理是疏通经络，行气活血，具有安全有效、

简便易用的特色。按摩可以由他人进行，也可以自我按摩，不受时间、环境、条件的限制。应用按摩能够防病、治病、健身益寿。按摩疗法防治消化性溃疡主要是应用特定手法作用于人体体表的穴位及其他特定部位，改变溃疡病的病理生理过程，使疾病症状缓解或消除，加速疾病康复。按摩可以调整胃肠神经功能，减轻自觉症状，改善消化功能。现将宜于改善消化性溃疡症状的按摩方法介绍如下。

🌳 消化性溃疡患者宜常按摩足

足部与全身脏腑经络关系密切，承担身体全部重量，故有人称足是人类的"第二心脏"。有人观察到足与整体的关系类似于胎儿平卧在足掌面。头部向着足跟，臀部朝着足趾，脏腑即分布在跖面中部。根据以上原理和规律，刺激足穴可以调整人体全身功能，治疗脏腑病变。

人体解剖学也表明脚上的血管和神经比其他许多部位多，无数的神经末梢与头、手、身体内部各组织器官有着特殊的联系。所以，单纯对足部加以手法按摩，就能治疗许多疾病。足底按摩由于可自我操作，方法简单，疗效可靠，为大多数消化性溃疡患者所接受。

（1）一般按摩方法：用拇指指尖或指腹，也可用第二指或第三指的关节，以数毫米幅度移动。力度最初较轻，逐渐增强，以稍有痛感为宜，按摩时间可自定抽空进行。最好是每天早晚各一次，每次 10～30 分钟，坚持两周以

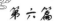

后对一般消化性溃疡患者即可出现明显效果。

（2）指扣手法：足部按摩的常用手法之一叫作单食指扣拳法，用食指的关节部刺激有关部位。它主要用于脚底部，因为按照足部反射区分布，有很多内脏反射区全在脚底，必须力度比较大，才能起到有效刺激作用。脚内侧、脚面的皮下即及骨膜，所以要柔和地刺激，不能刺激太大，否则容易伤及骨膜。

特别提醒

进行足部按摩时，要因人而异，手法灵活运用，按压区位时，要进行适度持续性的刺激，有一定的压痛感最好，应以反射区内压痛最敏感部位为重点，当体内器官发生病变时，双足相应的反射区会有针刺感。另外，进行足部按摩时应保持室内清静、整洁、通风，按摩前用温水洗净足部，全身放松。按摩每个穴位和病理反射区前，应测定一下针刺样的反射痛点，以便有的放矢。按摩结束后30分钟内患者应饮一杯温开水，这样有利于气血的运行，从而达到良好的按摩效果。

消化性溃疡患者宜常按摩腹部

按摩腹部可助消化，有开胃健脾之功。可随时随地来做，老少皆宜。按摩腹部方法简单，好学易记，疗效显著，对于消化性溃疡治疗及保健大有益处。

患者取仰卧位、双膝曲。两手掌相叠，置于腹部，以肚脐为中心，在中、下腹部沿顺时针方向摩动约5分钟，以腹部有温热感为宜。用力宜先轻后重，然后扩大范围摩动全腹部约2分钟。

另一方法为患者坐、站或仰卧位均可，将自己的两手于劳宫穴重叠（男子左手在里，女子右手在里），轻轻按放在脐中部位，先顺时针方向由小到大，缓慢按摩旋转36圈，然后再按逆时针方向由大到小旋转36圈，最后再由剑突至下腹部自上而下抚摩10次，每天最少做一次。可起到理气导滞，调理胃肠，促进胃肠蠕动和消化吸收等作用，促进消化性溃疡的康复。

🌳 消化性溃疡患者宜常按摩腰骶

患者取坐位，腰部前屈。两手五指并拢，掌面紧贴腰眼，用力擦向骶部，如此连续反复进行约1分钟，使皮肤微热，有热感为宜。以上自我按摩方法每日1～2次，连续治疗24天，然后根据病情可隔日治疗一次，直至症状消失。

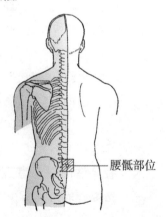

腰骶部位

消化性溃疡患者宜常捏腰脊

捏脊疗法是连续捏拿脊柱部肌肤，并向前推进以防治疾病的一种治疗方法。其特点是简便易学，适应范围广，疗效好，无痛苦。本疗法有疏通经络、调整阴阳、促进气血运行、改善脏腑功能以及增强机体抗病能力等作用，对消化性溃疡治疗与预防有一定的效果。

捏脊疗法通过捏提等法作用于背部的督脉、足太阳膀胱经。由于督脉总督诸阳，背部足太阳膀胱第一侧线分布区又为脏腑背俞穴所在，"迫藏近背"，与脏腑密切相关，所以捏脊疗法在振奋阳气，调整脏腑功能，缓解消化性溃疡症状，尤其是调整中老年人脾胃功能等方面有一定功效。

捏脊的具体操作方式有两种：一种是患者取俯卧位，医者左右手沿脊柱两旁各用左右拇指指腹与食指、中指指腹对合，挟持肌肤，拇指在后，食指、中指在前，然后食指、中指向后捻动，拇指向前推动，边捏边向项枕部推移；另一种是手握空拳，拇指指腹与屈曲的食指桡侧部对合，挟持肌肤，拇指在前，食指在后。然后拇指向后捻动，食指向前推动，边捏边向项枕部推移。上述两种方法可根据术者的习惯和使用方便而选用。

在捏脊的过程中，用力拎起肌肤，称为"提法"。每捏3次提一下，称"捏三提一法"；每捏5次提一下，称"捏五提一法"；也可单捏不提。其中，单捏不提法刺激量较轻，"捏三提一法"最强。此外，也可根据脏腑辨证，在消化性溃疡相应的背俞穴部位上用力挟提，以加强针对性治疗作用。

特别提醒

捏脊前要检查脊柱部位，如有疮疖、皮肤外伤或患有其他皮肤病者，不可使用本疗法。饭后也不宜立即应用本疗法，需休息2小时后再进行。伴有高热、心脏病或有出血倾向者慎用。施术时室内温度要适中。捏脊时，手劲速度要匀，以每秒捏四次为好。饭后半小时内禁用本法，用此法治疗后不应立即吃饭。一般每天或隔天捏脊1次，6次为一个疗程。慢性疾病在一个疗程后可休息1周，再进行第二个疗程。

消化性溃疡患者按摩宜忌

对消化性溃疡患者进行按摩，要求手法熟练，熟练掌握常用手法的基本要领，动作准确，用力均匀，手法柔和，避免缓急不匀、轻重不均现象。初次行手法时，应尽量采用轻手法，以后根据患者适应情况逐渐加大手法力量。个别患者按摩后第二天皮肤不适，说明手法过重，可改用轻手法。

体位按摩操作时应摆好患者体位，以患者舒适、不易

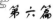

疲劳、操作方便为宜。冬季注意保暖，避免受凉。

　　每次按摩的时间必须符合要求，每疗程按摩次数必须坚持进行，避免因敷衍了事而任意缩短时间、减少次数而影响疗效。

消化性溃疡患者宜用敷脐疗法

　　敷脐疗法是中医外治法的重要组成部分，是中医的宝贵遗产之一，内容丰富，方法众多，备受历代医家推崇，为广大劳动人民所喜施乐用。它通过经络的联络作用，内达脏腑，调节人体的阴阳之平衡，从而达到治疗疾病目的的一种疗法。这种治疗方法是以中医经络理论为依据，运用相应的药物敷于肚脐之上，利于药物对肚脐的刺激和药理作用，以疏通经络，加强气血运行，调整脏腑功能，从而达到治疗疾病为目的的一种自然疗法。敷脐疗法之所以能够治病，是因为脐是胚胎发育时期腹壁的最晚闭合处，是腹前壁薄弱区。神阙穴具有温阳救逆、利水固脱的功用，临床常用于治疗泄痢、腹痛、脱肛、不孕、脑卒中、水肿、肠炎、痢疾、产后尿潴留等病症，对消化性溃疡防治也有一定的效果。以下的脐疗处方对溃疡病有一定的辅助治疗作用。

暖腹止痛散

【配料】白胡椒 10 粒,吴茱萸 1.5 克,香附 1.5 克,炮干姜 1 克,公丁香 1 克。

【制法】诸药混合研成细末,瓶贮备用。

【用法】以脱脂药棉裹药末如球状,填陷入脐窝中央,以手按紧。外用胶布贴牢。每天换药 1 次。

【功效】暖腹止痛。用于治疗遇冷所致的腹痛、小便清长、大便溏薄等症。

【配料】小茴香子适量。

【制法】将小茴香子研成细末,瓶贮密封备用。

【用法】临用时用小茴香子末 10 克,调唾液成湖状,把药直接放入患者脐窝内,外以纱布覆盖,用胶布固定。

小茴香子散

【功效】暖腹止痛。本方适用于溃疡性虚寒所致的腹痛。

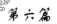

良姜脐散贴

【配料】高良姜、香附、台乌、广木香各等分。

【制法】上药共研末备用。

【用法】临用时取药末 15～20 克，撒布于 8 平方厘米胶布中间，贴敷于患者脐眼上，外以胶布束之；每天换药 1 次。直至痛止贴停。

【功效】用于气滞所致的溃疡腹痛，脘腹胀闷而窜痛，矢气则胀减少，恼怒则加剧。

消化性溃疡患者敷脐疗法宜忌

消化性溃疡敷脐疗法，在实践中有非常好的效果，但在应用时应注意以下问题。

采取仰卧位，充分暴露脐部，先用 75% 的酒精棉球对脐及其周围皮肤进行常规消毒，用药后外敷纱布或胶布贴紧。应辨证用药方能提高疗效。脐部皮肤娇嫩，如药物刺激性较强，或隔药灸脐次数较多时，宜在用药或治疗前在脐部涂一层凡士林。

凡用炒热、敷热之品敷脐，应放温后再用，以防烫伤。

由于脐疗药物吸收较快，故用药开始几天个别患者（尤其用走窜或寒凉药时）会出现腹部不适或隐痛感，一般几天后可自行消失，不必紧张。

用药后宜用消毒纱布、蜡纸、宽布带盖脐，外以胶布或伤湿止痛膏固封。个别患者会对胶布等过敏，可暂停用药，外涂肤轻松软膏，待脱敏后继用，或用绷带或宽布带束紧固定之。治疗中出现不良反应者，如疼痛、过敏反应、病情加重等，应立即去药。通常用药剂量不宜过大，更不应长期连续用药。治疗轻症，病愈则去药。

慢性病或预防保健宜间断用药，一般 1 ~ 2 天换药 1 次。需用药 3 次以上者，每 2 次用药之间要间歇 3 ~ 7 小时，每个疗程之间可休息 3 ~ 5 天。如皮肤发生水疱，用消毒针挑破，外擦碘伏。本法宜在室内进行，注意保暖，操作人员动作要快，以免患者受凉。久病体弱患者，用药绝不宜过大，敷药时间不宜过长，最好在医生指导下用药。

消化性溃疡患者刮痧宜忌

刮痧疗法，历史悠久，源远流长。它是利用刮痧器具，刮拭经络穴位，通过良性刺激，充分发挥营卫之气的作用，使经络穴位处充血，改善局部微循环，起到祛除邪气，疏通经络，舒筋理气，祛风散寒，清热除湿，活血化瘀，消肿止痛，以增强机体自身潜在的抗病能力和免疫功能，从而达到扶正祛邪，防病治病的作用。刮痧疗法对消化性溃疡有一定的辅助治疗作用，是因为背部为背俞穴分布之处，刮治后可使脏腑秽浊之气通达于外，促使周身气血流畅，逐邪外出，从而达到防治消化系统疾病如慢性胃炎、消化性溃疡的作用。现代医学分析，刮痧疗法首先作用于神经系统，借助神经末梢的传导以加强人体的防御功能；其次是作用于循环系统，使血液回流加快，循环增强。

消化性溃疡患者刮痧宜用的器具与方法

（1）刮拭器具：所用工具应根据皮肤粗厚、柔嫩的不同，肌肉脂肪丰厚、寡薄的差别，分别选用坚硬或柔软的刮具，并且还可以用手指作刮具。民间常用的刮具有瓷器类，如瓷勺、瓷碗边、瓷盘边、瓷酒杯，金属类如铜板、铜币、银元、铜勺等。润滑剂则用香油及其他植物油和水、白酒等。

（2）操作方法：首先暴露患者的刮治部位，用干净毛巾蘸肥皂，将刮治部位洗擦干净。施术者用右手拿取操作工具，蘸植物油或清水后，在确定的体表部位，轻轻向下顺刮或从内向外反复刮动，逐渐加重，刮时要沿同一方向刮，力量要均匀，采用腕力，一般刮 10～20 次，以出现紫红色斑点或斑块为度。一般要求先刮颈项部，再刮脊椎两侧部，然后再刮胸部及四肢部位。刮痧一般为 20 分钟左右，或以病人能耐受为度。

 消化性溃疡患者刮痧宜取的部位与体位

（1）刮拭的部位：对于一般疾病而言，刮拭的部位，涉及头额项背胸腹上下肢。但对于消化性溃疡来说，中医认为背脊胸骨第11、12椎体旁是重点刮试部位，下肢足三里、腹部中脘穴皆适合于刮痧治疗。

（2）刮痧的体位：消化性溃疡主要采用的是背部刮痧法。患者取侧卧或俯卧位，或伏坐于椅背上。先从第7颈椎起，沿着督脉由上而下刮至第5腰椎，然后从第1胸椎旁沿肋间向外侧斜刮。

 消化性溃疡患者刮痧忌受寒

消化性溃疡患者刮痧治疗时应避风和注意保暖。室温较低时应尽量减少暴露部位，夏季高温时不可在电扇处或有对流风处刮痧。因刮痧时皮肤汗孔开泄，如遇风寒之邪，邪气可通过开泄的毛孔直接入里，不但影响刮痧的疗效，还会因感受风寒而引发新的疾病。

消化性溃疡患者刮痧忌追求出痧

刮痧治疗时，不可过分追求痧的出现。因为出痧多少受多方面因素的影响。患者体质、病情、寒热虚实状态、平时服用药物多少及室内的温度都是影响出痧的因素。一般情况下，血瘀之证出痧多；肥胖之人与肌肉丰满发达者不易出痧；阴经和阳经比较，阴经不易出痧；室温较低时不易出痧。出痧多少与治疗效果不完全成正比。对不易出痧的患者只要刮拭方法和部位正确，就有治疗效果。

消化性溃疡患者刮痧的其他宜忌

（1）注意刮痧时间：每次刮拭时间不可过长，严格掌握每次刮痧只治疗一种病症的原则。不可连续大面积出痧治疗，以保护正气。

（2）刮痧后饮水：治疗刮痧后饮热水一杯。治疗刮痧使汗孔开泄，邪气外排，要消耗部分体内的津液。刮痧后饮热水一杯，不但可以补充消耗的水分，还能促进新陈代谢，加速代谢产物的排出。

（3）刮痧后洗浴：刮痧后，为避免风寒之邪侵袭，须待皮肤毛孔闭合恢复原状后，方可洗浴，一般约3小时左右。但也可在洗浴过程中，水渍未干时刮痧。此时毛孔微微开泄，刮痧用时少，效果显著，但应注意保暖。

（4）注意皮肤疾病情况：皮损处干燥，无炎症、渗液、溃烂者（如神经性皮炎、白癜风、牛皮癣等病症），可直接在皮损处刮拭。皮肤及皮下无痛性的良性结节部位亦可直接刮拭。如皮损处有化脓性炎症、渗液、溃烂的，以及急性炎症红、肿、热、痛者（如湿疹、疱疹、疔、疖、痈、疮等病症），不可在皮损处或炎症局部直接刮拭。

中药治疗消化性溃疡应辨证施治

消化性溃疡在中医属于胃脘痛。我们经常可见到中医师诊治在病历上要写上疾病的分型，根据不同的分型再采用不同的治疗方法。这就是中医常说的辨证施治，也就是说在用药前要把病分型，再根据不同的证型去用药。那么中医将消化性溃疡常分为几种类型呢？根据其病因病机和辨证治疗的不同常分为7个类型：

（1）脾胃虚弱型：素体脾虚，或饮食不节、饥饱失常，使脾胃受伤而虚弱，表现为胃脘痞满胀痛，食欲不振，食后腹胀，倦怠乏力。

（2）脾胃虚寒型：脾虚较重，脾阳不足，或贪食生冷，损伤脾阳，致阴寒内盛，表现为胃脘隐痛，喜得温按，饭后痛减，空腹痛重，四肢清冷。

（3）肝胃不和型：胃脘部胀痛或隐痛，痛时窜至胸胁或后背，多有嗳气、反酸、饮食减少，遇情志不舒时加重，舌苔薄白或薄黄，脉沉弦。

（4）肝火犯胃型：肝郁气滞，日久化火，肝火犯胃，致胃中灼痛，口苦，心烦，大便干燥。

（5）胃阴不足型：胃脘隐痛或灼痛，或伴嘈杂，或饥而不欲食，似烦不眠，口干唇燥，大便干结，舌红少苔、无苔或少津，脉细数。

（6）脾虚血瘀型：胃脘刺痛，痛处固定，食后加重，拒按，或见呕血，舌质紫暗，有瘀斑，脉弦或涩。实证出血，来势急，舌质红，舌苔黄，脉弦数有力，或弦细无力；虚证出血，来势较缓，面色苍白，舌暗淡，脉细弱。

（7）寒热错杂型：既有口苦、口干、口臭、胃中灼热、想饮食冷物、大便干燥等胃热症状，又有胃部怕冷、进食冷饮食或胃部受寒后引起胃部不适、胃痛、胃胀等脾寒的症状。这一型临床最常见。

消化性溃疡宜服的中成药

中成药治疗消化性溃疡具有较明显的优势，已取得较好的疗效，可以增强胃黏膜屏障功能，提高机体免疫力，从而促进溃疡愈合，有效防止复发及并发症，并能防止恶变，长期服用无不良作用。如果不幸患上了消化性溃疡，利用药物治疗可以较快康复；

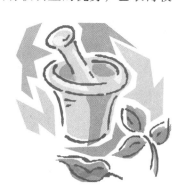

如果是反复发作、病症持久不缓解的患者，应坚持长期用药，建议选择副作用小、对胃再伤害低的纯天然植物药；如果病症较轻、间歇发作的患者，可按病情进行治疗，在初期就防止病症的发展。对消化性溃疡也要巧护理，有针对性地用药，同时注意患者科学的生活，才能恢复身体健康。

越鞠丸

【组成】香附、川芎、栀子、苍术、六神曲。

【功效】理气宽中，解郁消胀。

【主治】适合于慢性胃炎、胃及十二指肠溃疡所致的胸脘痞闷，腹中胀满，嗳气吞酸。

【组成】柴胡、厚朴、川芎、香附、枳壳、沉香、砂仁、木香。

【功效】疏肝解郁，和胃止痛。

【主治】用于慢性萎缩性胃炎、慢性胃炎、胃及十二指肠溃疡所引起的胃脘灼热、手足心热、口干口苦、纳差等症。

舒肝丸

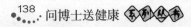

【组成】高良姜、香附。

【功效】温中祛寒，行气止痛。

【主治】中焦虚寒之脘腹冷痛、喜暖喜温者。适合于慢性胃炎、胃及十二指肠溃疡等。

【组成】党参、白术、山楂、黄芪、肉苁蓉等。

【功效】扶正固本，温胃养胃，行气止痛，助阳暖土。

【主治】治疗慢性萎缩性胃炎、慢性胃炎、胃及十二指肠溃疡所引起的胃脘冷痛，胀气，嗳气，纳差，畏寒。

【组成】北沙参、麦冬、川楝子、甘草等。

【功效】养阴益胃，缓中止痛。

【主治】用于胃及十二指肠溃疡、胃阴不足引起的胃脘部隐隐灼痛、口舌干燥、纳呆干呕等症。

【组成】党参、黄精、云参、乌梅、白术、菟丝子等。

【功效】扶正固本，滋阴养胃，调理中焦，行气消导。

【主治】用于慢性萎缩性胃炎、慢性胃炎、胃及十二指肠溃疡所引起的胃脘灼热、手足心热、口干口苦、纳差等症。

【组成】黄芪、三七、合成牛黄、珍珠层粉。

【功效】补气健脾，宁心安神，行气活血，消炎生肌。

【主治】胃及十二指肠溃疡、慢性胃炎。

【组成】白芍、甘草、元胡、三七等八味药物组成。

【功效】柔肝和胃，散瘀止血，缓急止痛，去腐生新。

【主治】适用于慢性胃炎、胃溃疡、胃出血及十二指肠溃疡等。

宜于消化性溃疡治疗的西药

胃酸分泌增多和胃黏膜防御作用的损害是溃疡形成的基本因素。抑制胃酸分泌，强化黏膜防卫能力，促进黏膜的修复是治疗消化性溃疡的重要环节。临床常选用下列西药。

胶态铋剂

其作用有：在胃内酸性环境下铋与枸橼酸之间的键开放，与溃疡面的黏蛋白形成螯合键，在溃疡面上沉淀下来形成覆盖物，阻止胃酸、胃蛋白酶对溃疡的进一步刺激；抑制人体蛋白酶，如胃蛋白酶及由幽门螺杆菌产生的蛋白酶和磷脂酶对黏液层的降解；促进前列腺素分泌；与表皮生长因子形成复合物，聚集于溃疡部位，促进再上皮化和溃疡愈合；抗幽门螺杆菌等。胶态铋剂治疗消化性溃疡的主要优点在于能减少溃疡复发率，

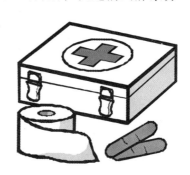

不良反应较少。由于过量胶态铋剂能引起急性肾衰竭，故严重肾功能不全忌用该药。少数患者出现便秘、恶心、一过性血清转氨酶升高等。

米索前列醇

米索前列醇是前列腺素衍生物。前列腺素及其衍生物是近20年来发现并日益引起人们重视的一类抗消化性溃疡药。其抗溃疡作用主要基于对胃酸分泌的抑制。治疗消化性溃疡的效果与甲氰咪胍大体相当，主要应用于非类固醇抗炎剂服用者，可以预防和减少胃溃疡的发生。常见的不良反应是腹痛和腹泻，还可导致出血和孕妇流产，因此孕妇忌用。该类药物不作为消化性溃疡的常规治疗药物。

表皮生长因子（EGF）

表皮生长因子（EGF）是一种生物活性多肽，不被肠道吸收，能抵抗蛋白酶的消化，在黏膜防御和溃疡愈合中起重要作用。它不仅能刺激黏膜细胞增殖，维护黏膜光滑，保持胃肠道上皮细胞完整性，还可增加前列腺素、巯基和生长抑素的释放。胃肠外的表皮生长因子还能抑制壁细胞的活力和各种刺激引起的酸分泌。消化性溃疡患者分泌的表皮生长因子比正常人少，吸烟和使用非类固醇抗炎剂能

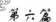

减少唾液腺分泌表皮生长因子而影响溃疡的愈合。现已证实口服表皮生长因子可使溃疡愈合。表皮生长因子同类物的研究发展将可能用于溃疡的治疗。

 硫糖铝

硫糖铝具有局部抗溃疡作用，能在酸性胃液中凝聚成糊状黏稠物，可附着于胃、十二指肠黏膜表面，与溃疡面附着作用尤为显著，覆盖于溃疡面上之后，阻止胃酸、胃蛋白酶继续侵袭溃疡面，有利于黏膜上皮细胞的再生和阻止氢离子向黏膜内逆弥散，从而促进溃疡的愈合。近来，从动物实验和人体研究中发现，硫糖铝有保护胃黏膜的作用，并具有吸附胃液中胆盐的作用，这些对促进溃疡愈合有一定意义。

 左旋多巴

左旋多巴能降低胃酸的分泌，从而减少胃酸对胃黏膜的进一步侵蚀；能刺激胃肠道前列腺素的合成，稳定细胞膜，起到保护细胞作用；具有胃肠道血管扩张作用，改善微循环，增加胃黏膜血流量，防止胃黏膜衰变和加强细胞修复作用；能降低人体的应激反应，减少应激性溃疡的发生。但需要指出的是严重肝肾功能损害者慎用；青光眼患者忌用。

消化性溃疡患者用药宜忌

曾有一位患者因胃痛自行长期服药而导致消化道大出血。造成此种情况的原因是该患者在出现胃部疼痛等症状时，自行服用芬必得等解热镇痛药物，这样做的结果一方面掩盖了病情，另一方面导致消化道溃疡、糜烂，甚至大出血。所以患有消化性溃疡的患者用药须特别注意，要在医生的指导下进行，另外自己在用药过程中还须要注意几点问题。

慎用对胃黏膜有刺激性的药物

某些解热镇痛药物如阿司匹林、吲哚美辛（消炎痛）、保泰松、对乙酰氨基酚（扑热息痛）、激素类药物如泼尼松（强的松）等，破坏胃黏膜屏障，或刺激胃酸、胃蛋白酶的分泌，减弱胃黏膜的保护作用，均能导致消化性溃疡。因此，应尽量不用或少用损害胃黏膜的刺激性药物，若病情需要长期服用刺激性药物时，应饭后服用，以减轻其对胃部的刺激作用。

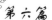

 消化性溃疡患者忌突然停药

消化性溃疡的治疗不同于治疗伤风感冒，即使症状消失，也不可立即停药。因为消化性溃疡的发生与幽门螺杆菌的感染及胃酸分泌增加有关。在服用抑酸药期间，血中胃泌素（一种能促使胃酸分泌的激素）会升高，但若突然停用抑酸药，升高的胃泌素就会像"脱缰的野马"一样，刺激壁细胞，促使胃酸大量分泌，导致溃疡复发。因此，消化性溃疡患者当临床症状消失以后，应将药物从治疗量逐渐降低到维持量。服药维持时间视病情而定，一般均需用药3个月以上的时间。

 消化性溃疡患者宜注意用药时间

抗酸剂的药理作用，无非是为了中和多余的胃酸，所以空腹或饭后1小时服用才能发挥其最大疗效。因为食物本身就是胃酸的缓冲剂，所以无须饭后立即服药。抗酸剂剂型以悬浮液或乳剂为最佳，起效快。在服药前，须将药瓶上下颠倒摇动，使瓶内药物均匀分布。而片剂则应先嚼碎后再吞服，方可及早起效。但抗酸药只起治标作用，能暂时缓解胃酸对胃的刺激，最根本的还是要消除病因。

消化性溃疡的治疗用药原则

不同的疾病有不同的治疗用药原则。消化性溃疡是一种慢性疾病，容易反复发作，所以它的治疗是一项长期而细致的工作，只有了解其治疗用药原则，在治疗时与医生配合才能收到事半功倍的效果。其主要原则有两个方面。

合理用药

幽门螺杆菌与消化性溃疡的形成与复发密切相关，所以对 X 线或胃镜检查诊断明确的十二指肠溃疡或胃溃疡患者，首先要区分幽门螺杆菌感染阳性抑或阴性。如果阳性，应给制酸剂同时加抗菌治疗，或给黏膜防护剂加抗菌药物。制酸剂可用抗胆碱能药（如颠茄等）、抗胃必素药（如丙谷胺）、前列腺素 E_2 合成剂、组胺 H_2 受体拮抗剂（如法莫替丁等）或质子泵阻滞剂（如亚砜咪唑）。黏膜防护剂有硫糖铝、

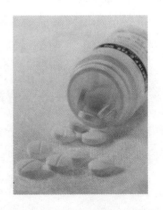

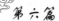

三钾二枸橼络合铋、生胃酮等。对十二指肠溃疡的疗程为 4～6 周，在胃溃疡疗程适当延长至 8～12 周，应按溃疡愈合与否为准绳。

特别提醒

　　消化性溃疡幽门螺杆菌的检出率为 70%～90%，在十二指肠溃疡中幽门螺杆菌的检出率高达 95%～100%。所以，凡有幽门螺旋杆菌感染的溃疡，均需抗菌药物联合治疗，才可能根治。对幽门螺杆菌阴性的患者，按常规治疗，疗程可按溃疡的愈合情况适当缩短或延长。至于是否应服维持量长期治疗，应视复发的情况来决定，反复发作者应长期给服维持量，疗程至少 1 年，也可更长。制酸剂和黏膜防护剂可较长时间使用。在边远缺药的地区，仍可用氢氧化铝或镁乳等制剂。

中西医结合治疗

　　中医是我国的传统医学，对消化性溃疡患者采取中西医结合的方法治疗，在调节代谢紊乱、减少或延缓并发症的发生及提高生存质量等方面，都具有优于单纯西医药治疗的效果，这已为大量的临床研究所证实。但应用中西医结合治疗时，还要注意以下两点：

　　（1）原则性与个体性：由于消化性溃疡的病因复杂，

发病原因有所不同，消化性溃疡患者的具体情况也有所不同，所以治疗消化性溃疡的一个重要方面是要强调原则性与个体化相结合，不同的患者应当采取不同的用药方法。

（2）减少并发症发生：消化性溃疡可出现严重的并发症。消化性溃疡并发症是导致死亡的主要原因。因而，如何减少并发症的发生，并对已出现的消化性溃疡并发症进行适宜的治疗，已成为消化性溃疡治疗领域的重要方面。

预防消化性溃疡复发的宜忌要点

常听一些消化性溃疡的患者抱怨：我的病刚好，怎么又发作了？其实，这并不足为奇。尽管自 20 世纪 70 年代以来，治疗消化性溃疡取得了较好的疗效，但这种疾病治愈后的复发率却很高，常给患者带来很多烦恼。下面三点可以切实而有效地防止消化性溃疡复发。

应彻底根除幽门螺杆菌

幽门螺杆菌是目前世界公认的胃部杀手，它在人的胃内长期大量繁殖，可导致终生感染并引起胃炎，从而造成消化性溃疡久治不愈。也就是说幽门螺杆菌感染的持续存在是消化性溃疡复发率高的重要原因。所以，患者首先应查清是否伴有幽门螺杆菌感染。如确有幽门螺杆菌感染，必须加以根除。由于根除幽门螺杆菌感染治疗方案有多种，适用于不同的患者，所以，不宜自行服药，必须在医生指导下进行正规治疗。这里要提醒读者注意，有些患者虽然已无幽门螺杆菌感染，但仍有可能复发，或根除后再次感染幽门螺杆菌而导致溃疡复发。所以重视预防幽门螺杆菌的再感染，必不可少。

🌳 应坚持间歇维持疗法

消化性溃疡经常复发，不仅影响患者的生活质量和工作效率，且小部分患者可能因溃疡多次复发而导致溃疡恶变，得不偿失。因此，消化性溃疡患者在溃疡愈合后宜采用短期维持治疗，而在此后，则采用间歇维持治疗，即出现症状时自行服药4～8周，症状消失后停药。经胃镜检查，确诊为不伴幽门螺杆菌感染的胃（或十二指肠）溃疡者，在进行正规抗溃疡病治疗4～8周后，宜转入一段时间的维持治疗，适当提高胃内 pH 值。这是预防复发的最重要方法。通常，维持治疗的剂量是正规治疗剂量的一半。

🌳 应防止幽门螺杆菌交叉感染

据最新资料显示：女性感染幽门螺杆菌，其孩子受感染的危险增加4倍，配偶感染者则增加2倍。虽然感染途径尚不清楚，但研究证实母亲感染幽门螺杆菌是儿童期感染的主要危险因素。主要为儿童与母亲亲密接触更多有关。感染危险与儿童性别、兄弟姊妹数目及父母的教育程度无关。研究人员指出，父母感染，尤其是母亲感染在儿童幽门螺杆菌传播上起关键作用。所以在生活中如果家庭成员中有人患有消化性溃疡，并证实是由幽门螺杆菌引起，就要防止向其他家庭成员传播。